뇌 운동(Brain Health) 인지 학습지

인지훈련 프로그램

Level A2

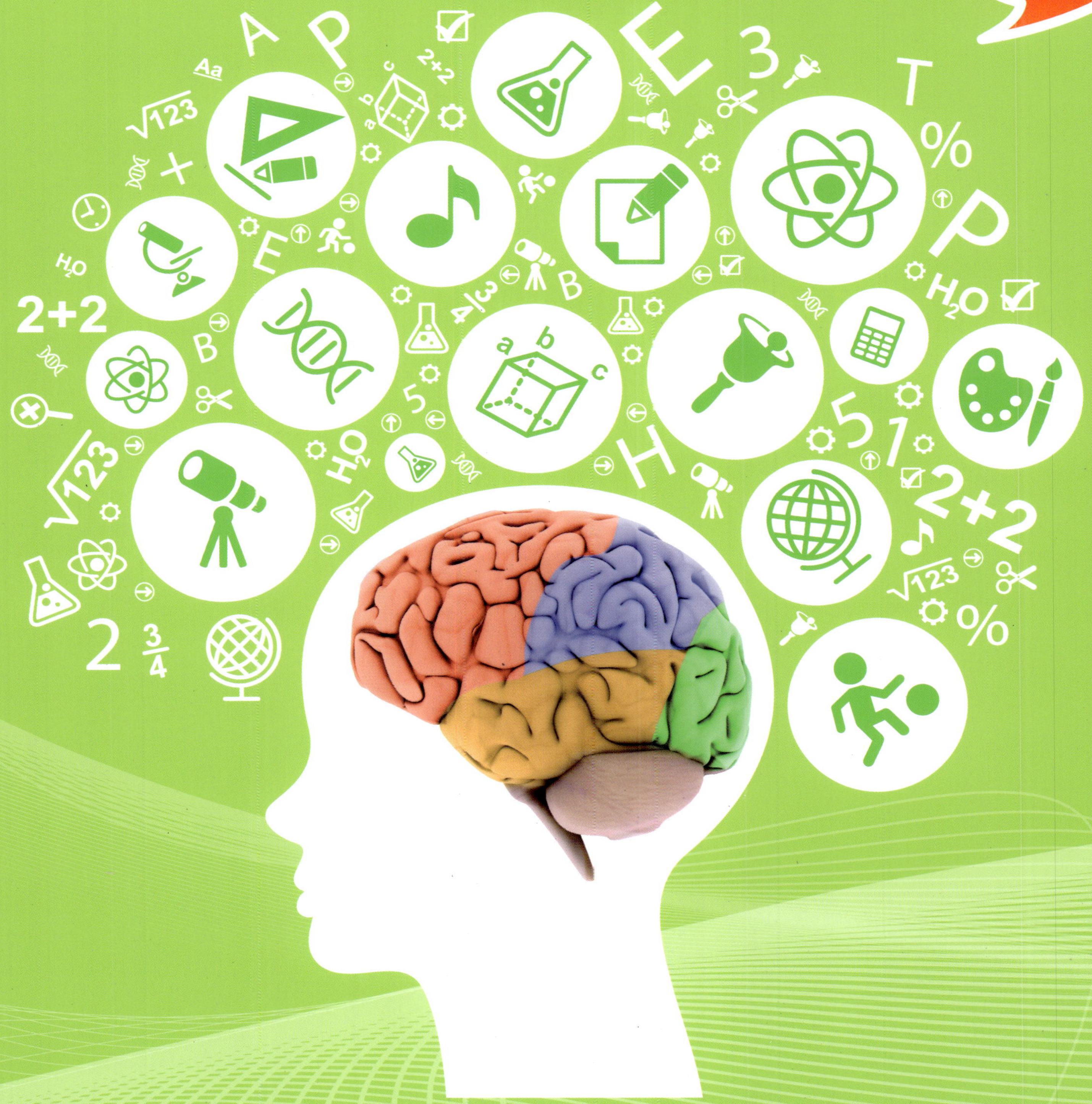

WILLIS COGNITIVE SCIENCE CENTER
윌리스 인지과학연구소

뇌 운동(Brain Health) 인지 학습지

인지학습지는 신경심리학적으로 접근을 통하여 개발하였으며 실용성을 높이기 위해 학습지 형태로 제작되었습니다. 심리검사에 사용되는 기법을 모태로 하여 과학적이고 체계적인 인지훈련 도구로 발전시켰습니다. 또한 Level A1에서 C까지 총 5계로 구성되어 인지기능 수준별 학습이 가능합니다. 인지기능별 수준을 고려하여 너무 쉽거나 어렵지 않고, 흥미를 느낄 수 있도록 제작하였습니다. 흥미를 잃지 않기 위해서 소재를 일상생활에서 중요한 것이나, 삶의 현장에서 쉽게 접할 수 있는 것으로 선택하여 실제적으로 도움이 될 수 있도록 하였습니다. 인지학습지는 노인 연령뿐 아니라 인지훈련이 필요한 전 연령층에 적용 가능한 프로그램입니다.

인지학습지 훈련프로그램은 하루 8문제로 구성되어 있으며 7가지 인지영역(지남력과 주의력, 지각력, 기억력, 개념형성과 추리력, 관리기능과 운동, 구성능력, 언어와 언어 연관기능)이 모두 포함되도록 하였습니다. 하루에 한 장씩 프로그램을 꾸준히 하고, 일주일에 5일 이상 하면 더욱 효과적입니다.

프로그램의 진행은 제시된 문제를 읽고 답을 찾는 방식입니다. 필기감을 느낄 수 있도록 연필을 사용하는 것이 좋습니다. 프로그램 바로 밑에는 작은 글씨로 답이 적혀져 있어 답을 확인할 수 있습니다. 정신이 맑고 안정된 상태에서 집중해서 하시기를 권합니다.

더 많은 프로그램을 원하시는 경우 www.brainhealth.co.kr을 이용해 주시기 바랍니다.

인지영역 분류 및 설명

지남력과 주의력은 자신과 외부와의 연관성을 파악하고 관심을 유지 및 집중하는 능력이며 지각력은 감각 자극을 인식하는 능력을 말합니다. 또한 감각기관을 통해 유입된 새로운 정보를 학습하고 쓸 수 있는 능력이 바로 기억력입니다. 개념형성과 추리력은 외부 문제 상황을 해결 할 때 사고의 과정을 진행하고 원인을 추론 하는 능력이며 판단 및 계획을 관장하는 최고 상위의 인지기능은 관리기능을 말합니다. 마지막으로 방향과 공간 개념을 인식하는 시공간 지각력 및 구성능력이 있으며 말을 하고 적절한 문장을 구사하게 하는 언어 기능이 있습니다.

저 자

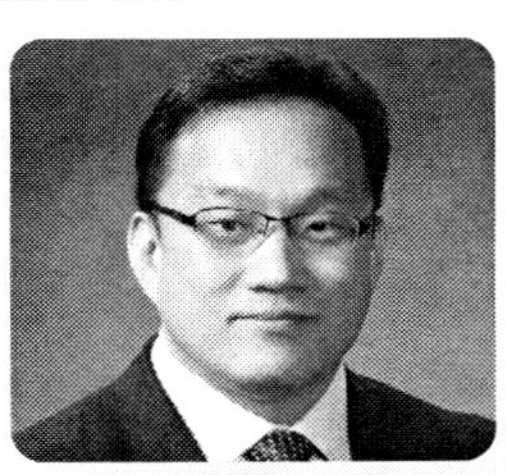

김 태 유
- 부산 윌리스 신경과(병원장)
- 대한신경과학회 정책위원회 위원
- 대한신경과개원의협의회 간행이사

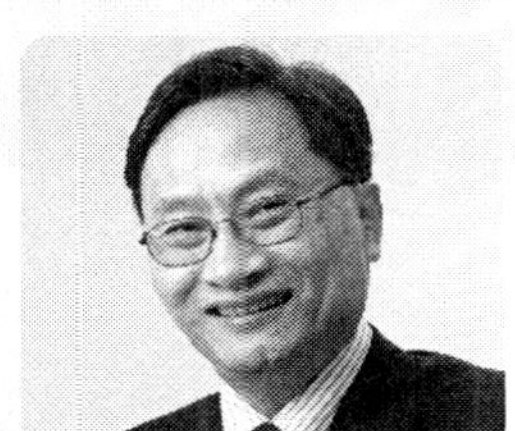

한 설 희
- 건국대학교병원 병원장
- 광진구 치매지원센터장
- 대한치매학회 명예회장

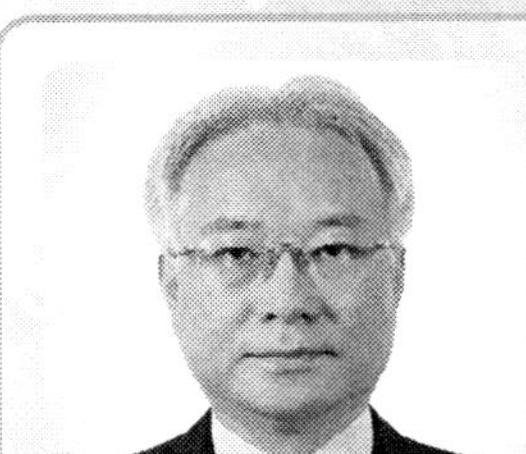

한 일 우
- 서울시 강남 구립 행복요양병원
- 대한치매학회 이사장

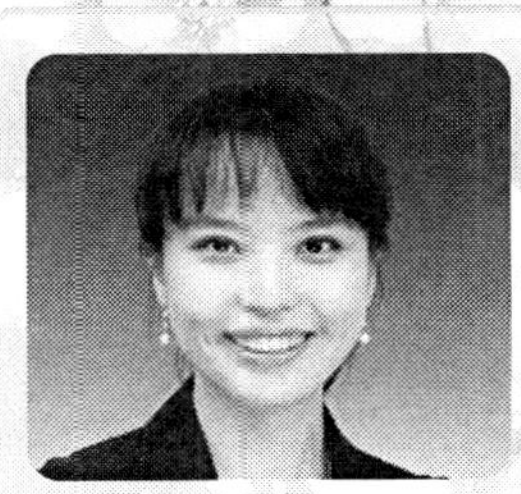

김 희 진
- 한양대학교병원 신경과학교실(조교수)
- 대한치매학회 교육간사

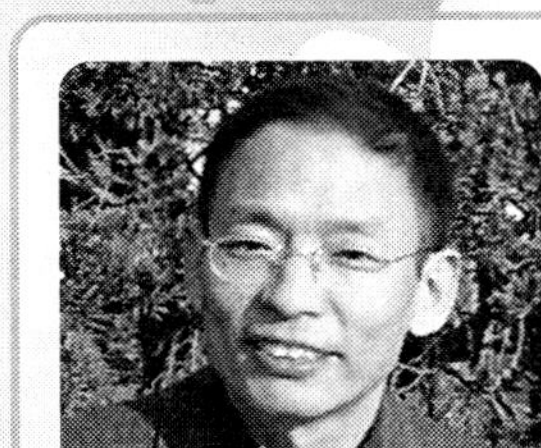

김 홍 근
- 대구대학교 재활과학대학 재활심리학과(교수)
- 한국재활심리학회 회장

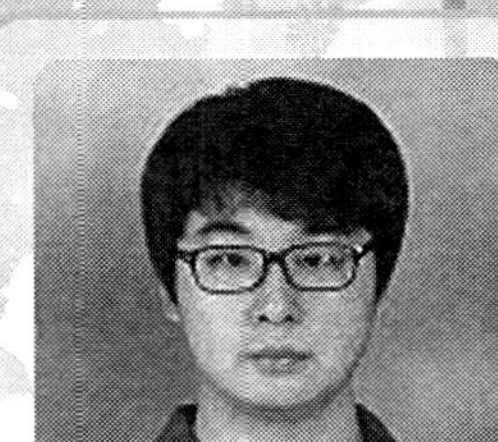

김 갑 묵
- 윌리스 인지과학연구소장
- 한국재활심리학회 사무국장

인지훈련 프로그램

_______년 _____월 _____일

왼쪽에 있는 원주민이 어릴 적 잃어버린 쌍둥이 동생을 애타게 찾고 있네요!
오른쪽 상자 안에 있는 원주민들 중, 사각형 안에 있는 원주민과 똑같이 생긴 원주민을 찾아 동그라미 해 보세요.

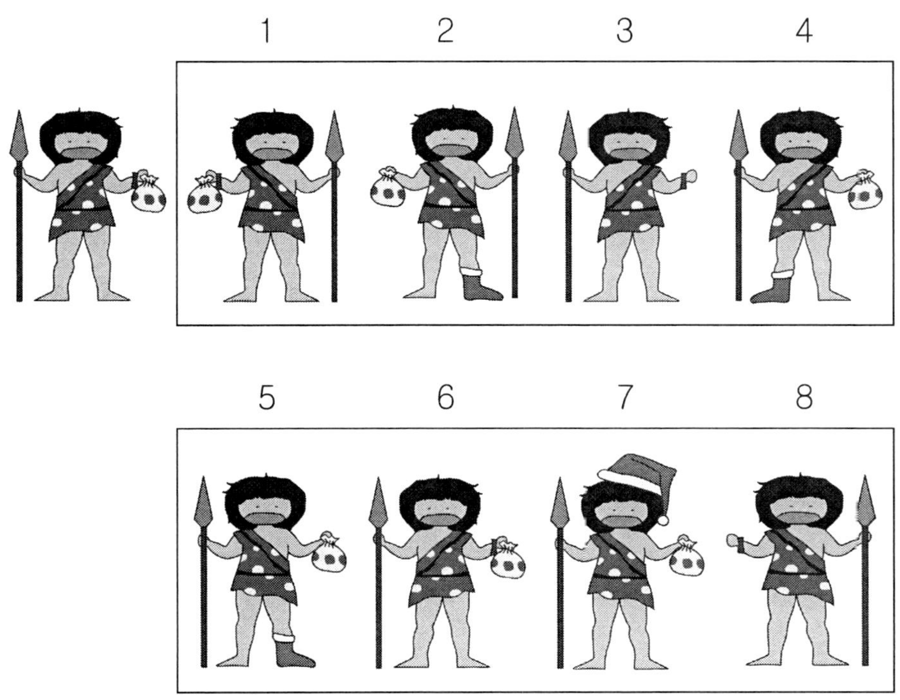

정답) 6

1. 첫 글자의 시작이 "ㅅ"으로 시작하는 단어에 ○ 하세요. (예 : ㊇고웅치, ㊇성대다)

2. 첫 글자의 모음이 "ㅣ"으로 시작하는 단어에는 X 표를 하세요.(예 : ⊗쑤시게, 전기명기)

문방사우	세종대왕	치맛바람	백과사전
횡단보도	사이좋게	파도소리	시기상조
노래자랑	구멍가게	교통사고	신문배달
재래시장	기적소리	할인판매	산골짜기

정답) 1. 세종대왕, 사이좋게, 시기상조, 신문배달, 산골짜기
2. 치맛바람, 시기상조, 신문배달, 기적소리

왼쪽, 오른쪽 그림을 잘 보고 서로 다른 부분이 있는 곳에 동그라미 표시를 해보세요.

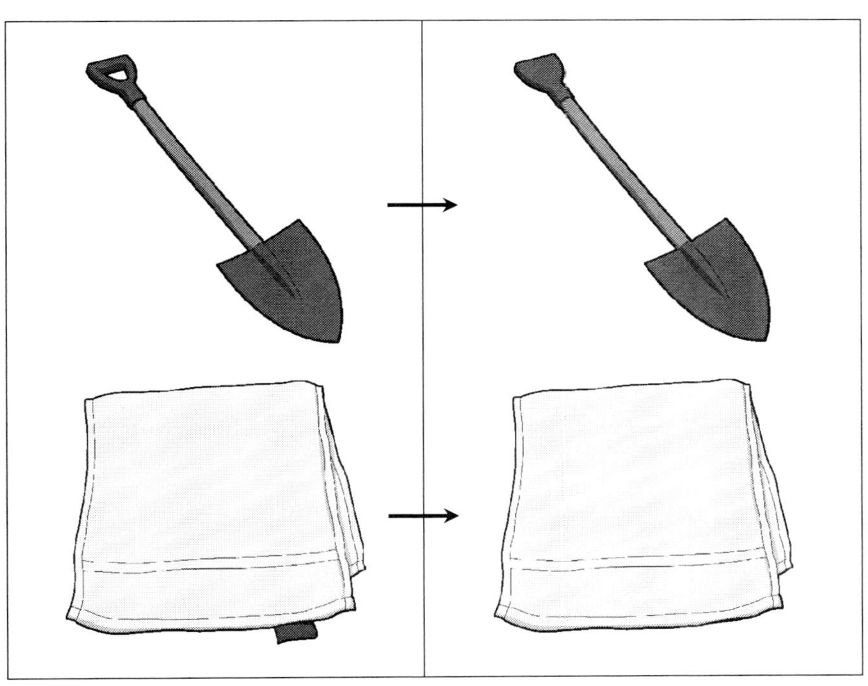

정답) 삽의 손잡이 부분 / 수건의 오른쪽 밑부분

수원에 사는 한장만씨가 동생이 사는 김포를 방문할 예정입니다. 지하철을 타고 갈 예정이며, 가는 길에 삼각지에서 지하철을 타고 가는 것이 빠른데 30분정도 걸릴 것 같습니다. 지하철 노선도를 참조하여 연필로 가시는 곳을 따라가 보세요.

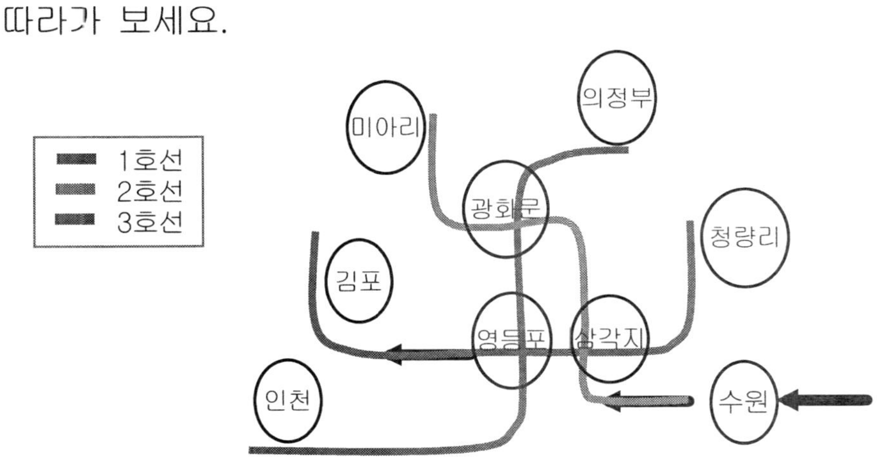

1. 위의 그림을 가리고, 한장만씨가 수원역을 출발하여 김포까지 가는 동안 거쳐 간 역의 이름 2가지를 이야기해보세요.
2. 한장만씨가 갈아탄 지하철 역 이름을 이야기해보세요.
3. 지하철은 예정된 시간에 도착합니다. 수원에서 김포까지는 얼마나 걸렸을까요?

정답) 1. 삼각지, 영등포 2. 삼각지 3. 30분

다음 두 그림을 잘 비교해보고 빠진 부분을 찾아보세요.

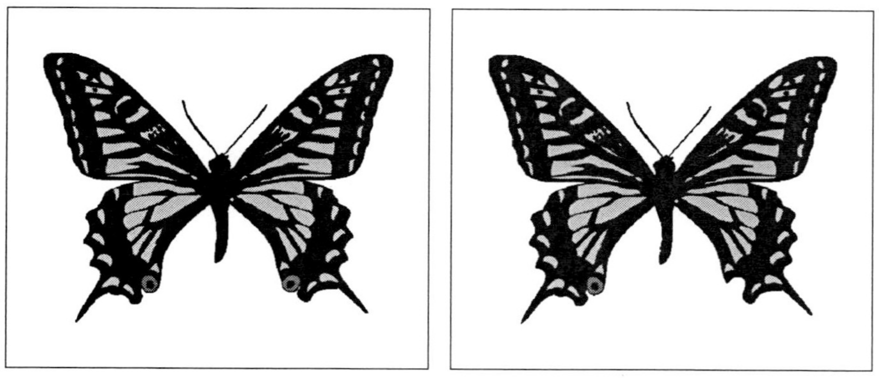

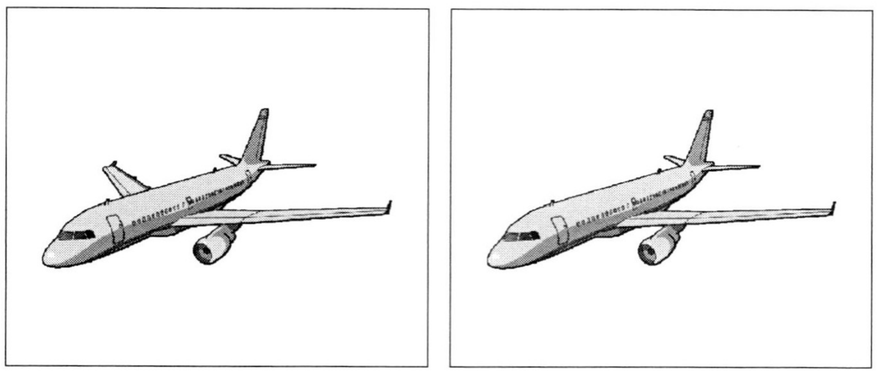

점선을 따라 그려보세요.

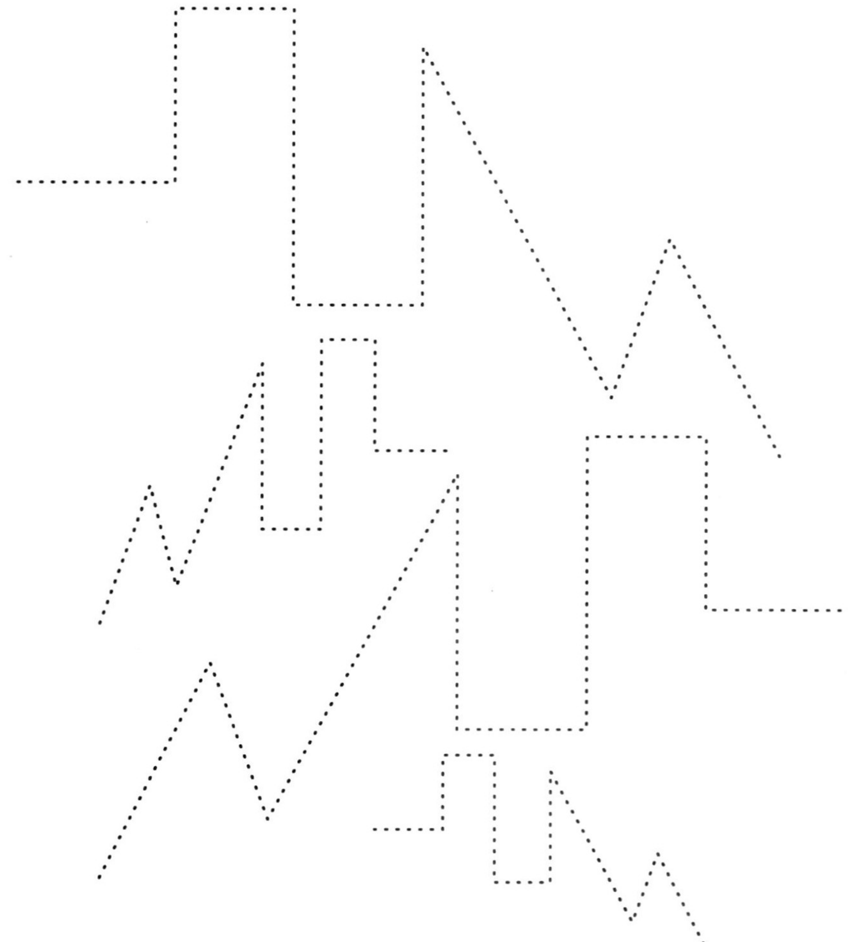

정답) 나비 : 오른쪽 날개 눈 모양 점, 비행기 : 왼쪽 날개

성냥개비를 가지고 아래의 그림과 똑같이 만들어 보세요.
성냥의 머리의 방향도 같아야 합니다.

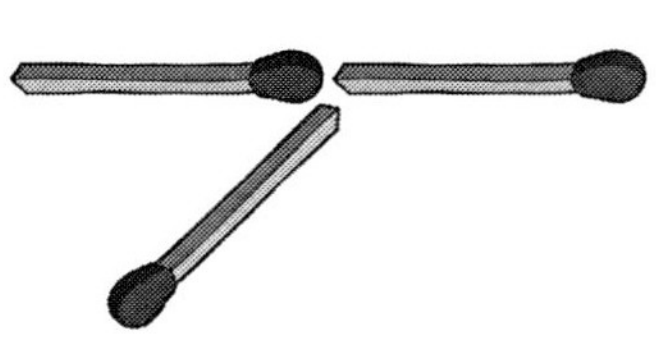

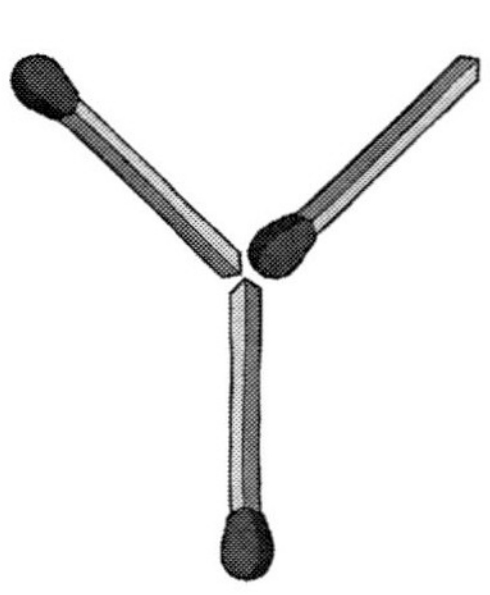

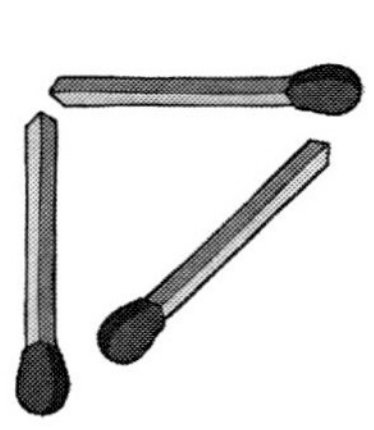

빈칸에 공통적으로 들어가야 할 말은 무엇일까요?

1. 배추김치도 맛있지만, (　　)김치도 맛있습니다.
   상투를 틀지 않은 남자를 (　　)이라 합니다.
   노처녀, 노(　　)

2. 시장에서 물건을 사려면 (　　)을 꼭 가지고 가야합니다.
   힘들게 번 (　　)을 좋은 일에 기부하는 분들도 많습니다.
   은행에서 (　　)을 찾아 전기세, 가스비를 냅니다.

3. (　　)은 땅 밑으로 다닙니다.
   (　　)은 버스보다 많은 사람들이 한꺼번에 움직일 수 있도록 해줍니다.
   목적지로 올바르게 가기 위해서는 (　　)노선표를 잘 보고 타야합니다.

정답) 1. 총각 / 2. 돈 / 3. 지하철

인지훈련 프로그램

_______년 _____월 _____일

1. 첫 글자의 시작이 "ㅅ"으로 시작하는 단어에 ○ 하세요.
   (예: 사고뭉치, 서성대다)

2. 첫 글자의 모음이 "ㅏ"로 시작하는 단어에는 X 표를 하세요.(예 : 삼한사온, 장기자랑)

시종일관	부전자전	삼한사온	추풍낙엽
이심전심	근하신년	개점휴업	흥청망청
장기자랑	교통정리	사고뭉치	오손도손
소근소근	살랑살랑	새벽기차	소리소문

정답) 1. 시종일관, 삼한사온, 사고뭉치, 소곤소곤, 살랑살랑, 새벽기차, 소리소문
2. 사고뭉치, 살랑살랑

왼쪽, 오른쪽 그림을 잘 보고 서로 다른 부분이 있는 곳에 동그라미 표시를 해보세요.

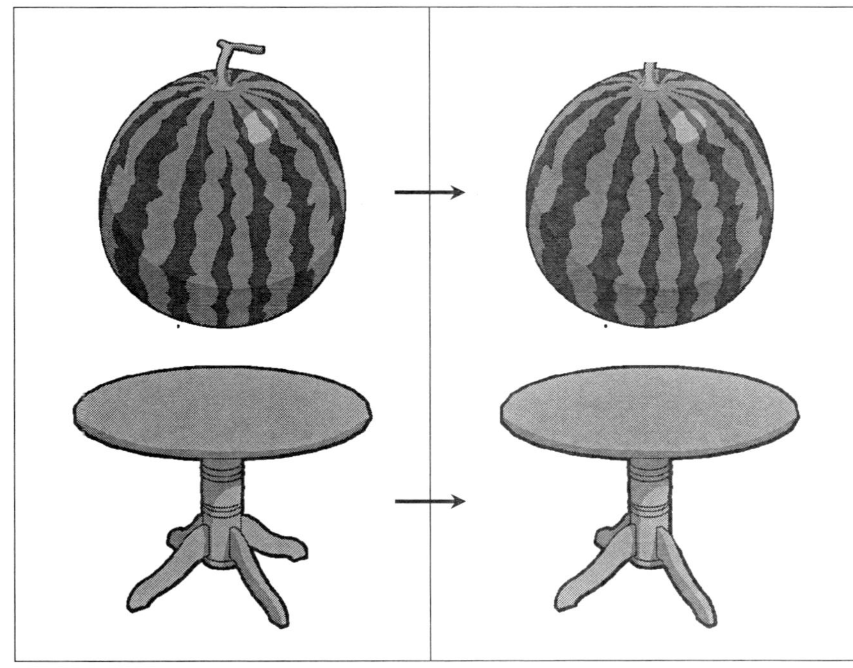

정답) 수박 꼭지 / 탁자 다리

어선에서 그물을 끌어 올리니 많은 해산물이 걸려들어 올라왔습니다. 어떤 것들은 먹을 수 없는 것도 있습니다. 불가사리부터 줄을 타고 연필로 이어 보세요.

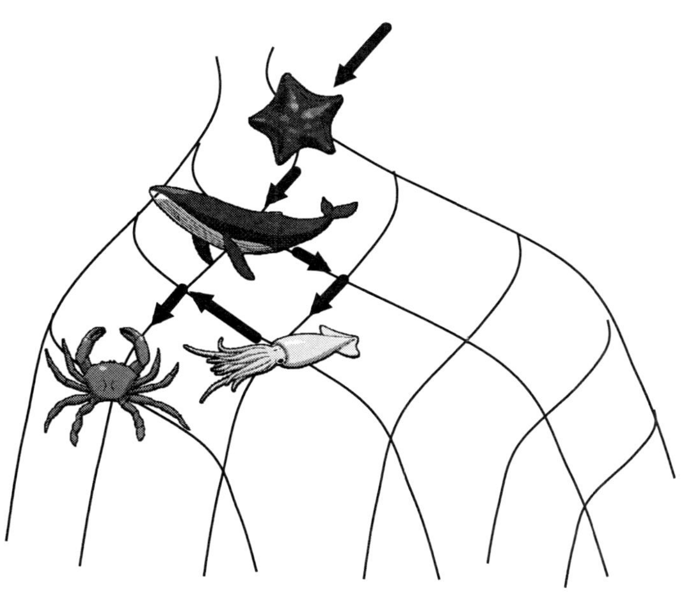

1. 위의 그림을 가리고, 그물에 걸린 것들의 이름 4가지를 이야기해보세요.
2. 먹을 수 없는 것의 이름을 하나만 이야기해보세요.
3. 제일 큰 것은 어떤 것일까요?

정답) 1. 불가사리, 고래, 오징어, 게 2. 불가사리 3. 고래

다음 두 그림을 잘 비교해보고 빠진 부분을 찾아보세요.

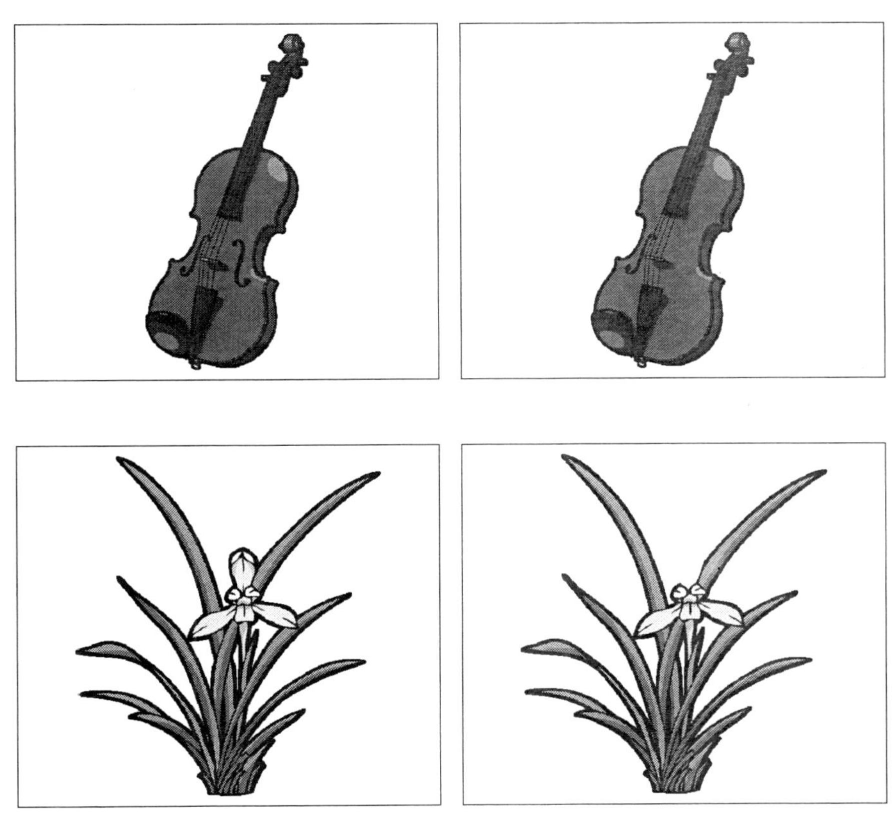

정답) 바이올린 : 왼쪽 s자 모양 홈, 난 : 위쪽 꽃잎

점선을 따라 그려보세요.

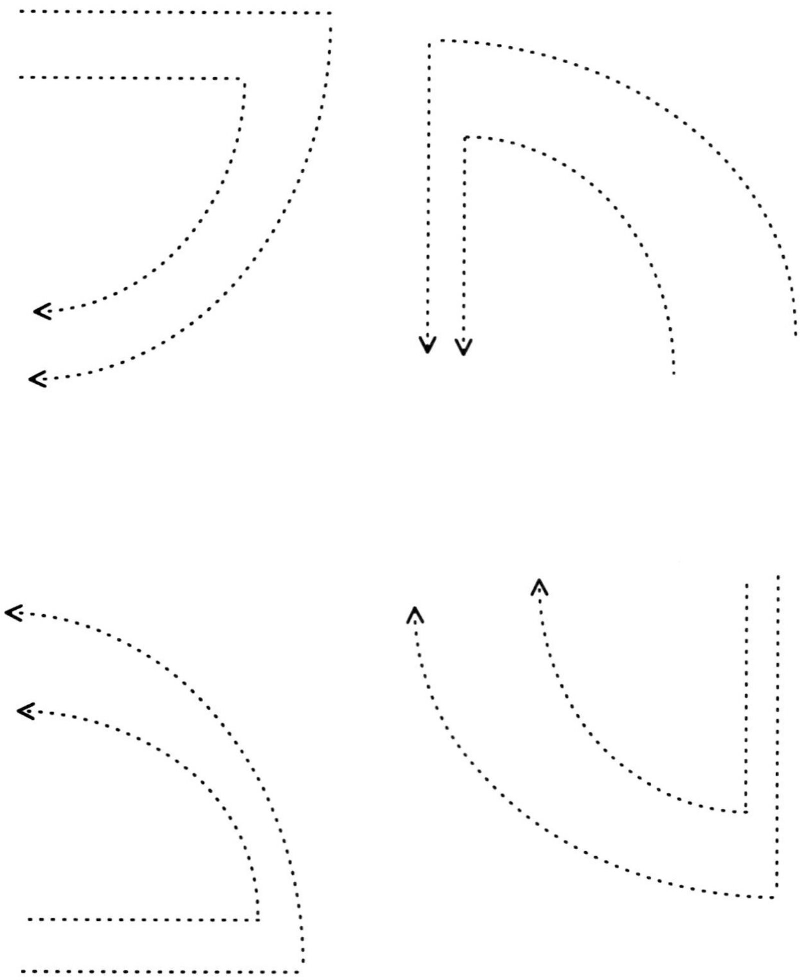

성냥개비를 가지고 아래의 그림과 똑같이 만들어 보세요.
성냥의 머리의 방향도 같아야 합니다.

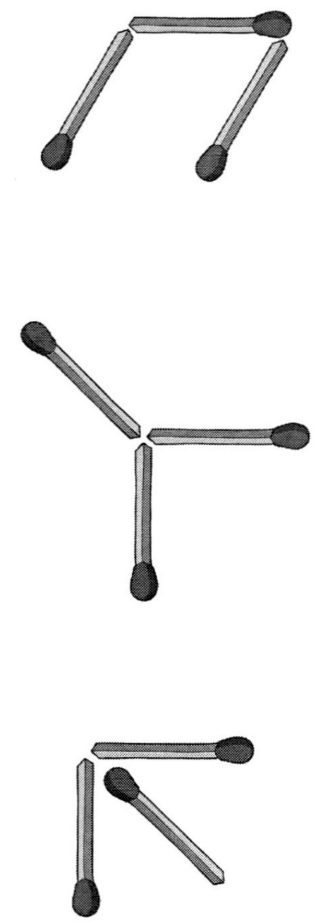

빈칸에 공통적으로 들어가야 할 말은 무엇일까요?

1. 주민등록증에는 (　　)이 나와 있습니다.
   (　　)만 봐도 여자인지, 남자인지 알 수 있습니다.
   편지를 보낼 때는 봉투에 꼭 (　　)을 쓰야 합니다.

2. 식구들이 (　　)에 모여 이야기도 하고 과일도 먹습니다.
   요즘 아파트는 침실보다 (　　)이 큰 경우가 많습니다.
   전화기, 텔레비전, 소파를 (　　)에 둡니다.

3. 화장을 지울 때도 (　　)를 자주 사용합니다.
   (　　)는 화장실에 꼭 있어야 난감한 일이 생기지 않습니다.
   두루마리 형태도 있지만 약간 비싼 사각형 모양의 (　　)도 있습니다.

정답) 1. 이름 / 2. 거실(응접실) / 3. 화장지

왼쪽에 있는 원주민이 어릴 적 잃어버린 쌍둥이 동생을 애타게 찾고 있네요!
오른쪽 상자 안에 있는 원주민들 중, 사각형 안에 있는 원주민과 똑같이 생긴 원주민을 찾아 동그라미 해 보세요.

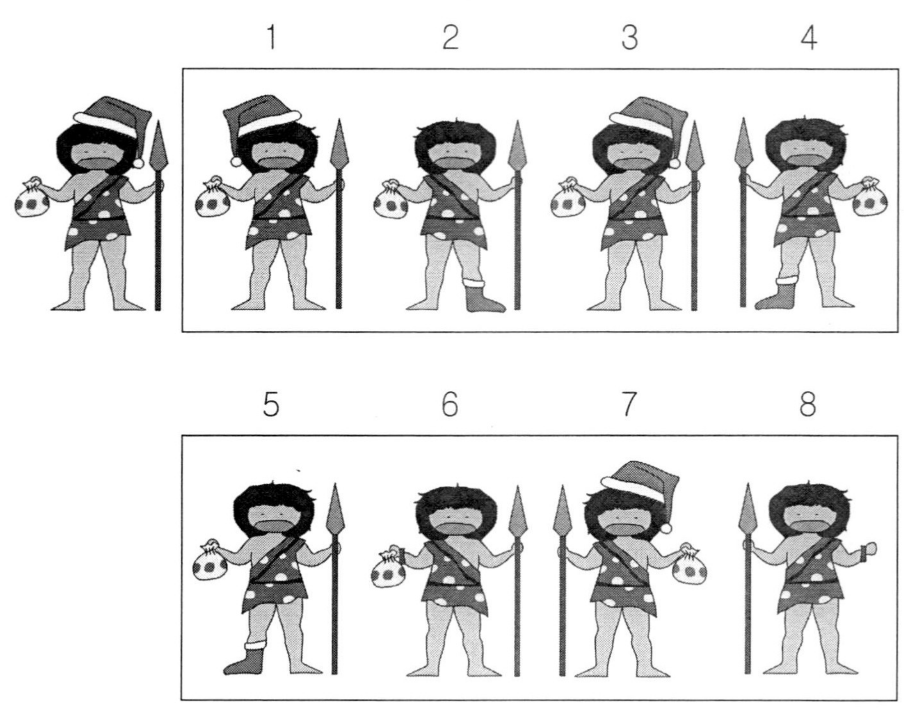

정답) 3

인지훈련 프로그램

________년 ______월 ______일

왼쪽, 오른쪽 그림을 잘 보고 서로 다른 부분이 있는 곳에 동그라미 표시를 해보세요.

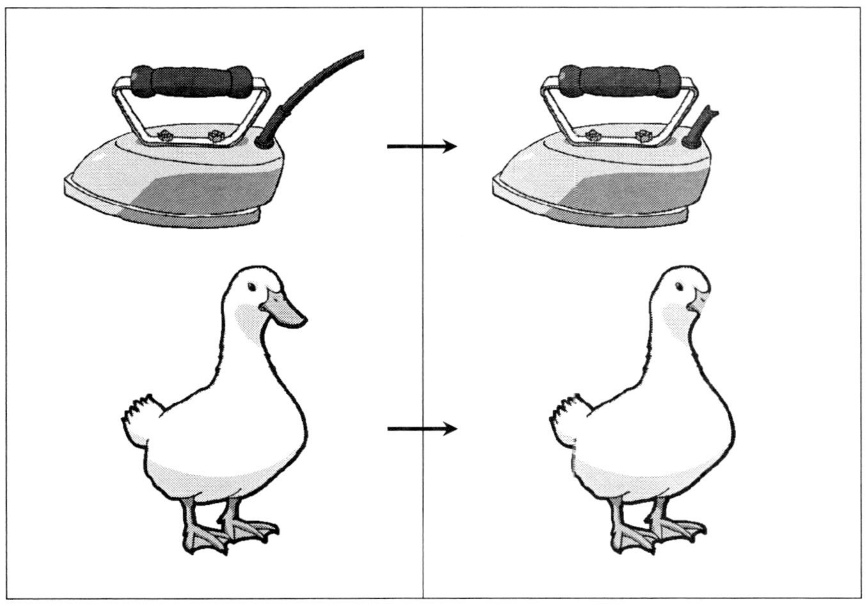

정답) 전기선 / 오리 주둥이

과일을 말리기 위해 건조대에 과일을 올려 두었습니다. 바나나부터 줄을 타고 연필로 이어 보세요.

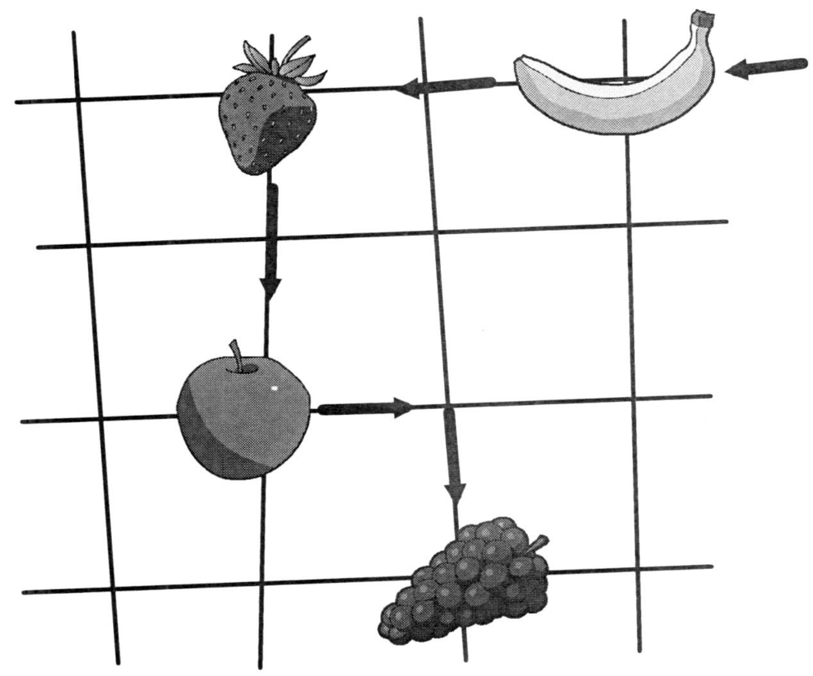

1. 위의 그림을 가리고, 건조대에 있는 과일의 이름 4가지를 이야기해보세요.

2. 빨간 색의 과일은 어떤 것일까요?

정답) 1. 바나나, 딸기, 사과, 포도　2. 딸기, 사과

다음 두 그림을 잘 비교해보고 빠진 부분을 찾아보세요.

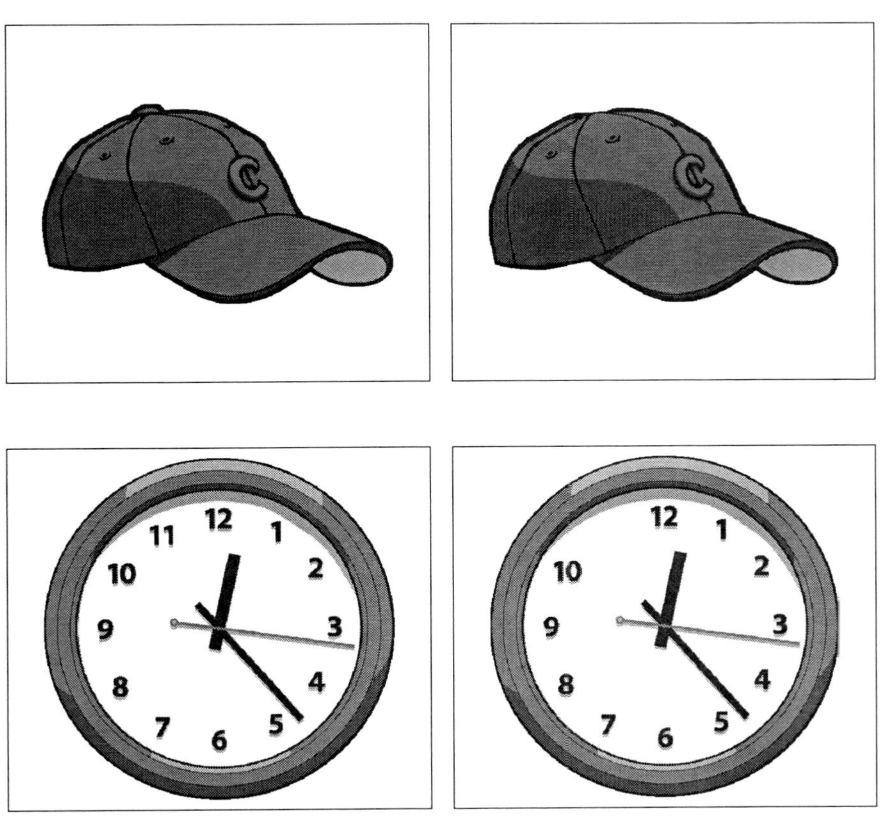

정답) 모자: 꼭지, 시계: 11 숫자

점선을 따라 그려보세요.

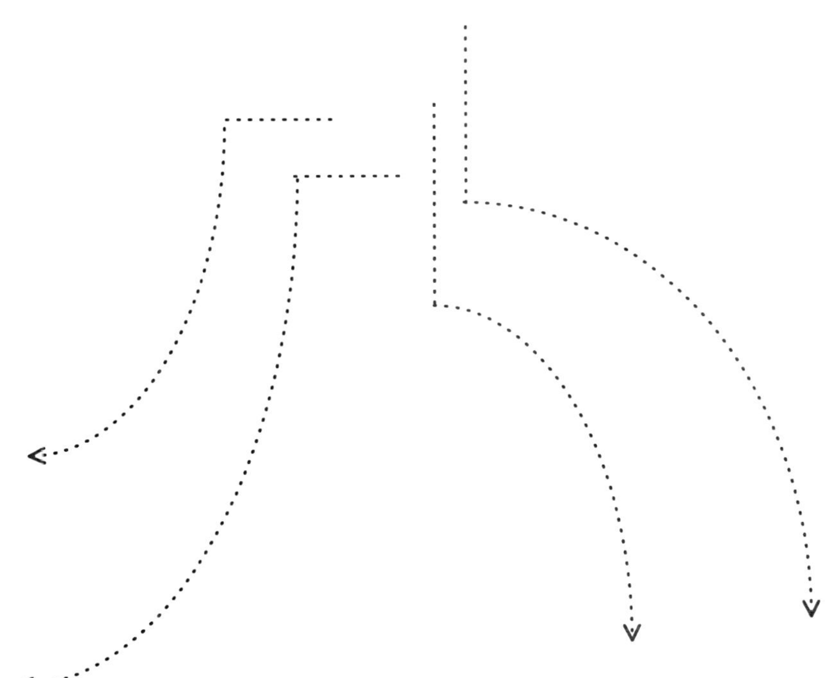

성냥개비를 가지고 아래의 그림과 똑같이 만들어 보세요.
성냥의 머리의 방향도 같아야 합니다.

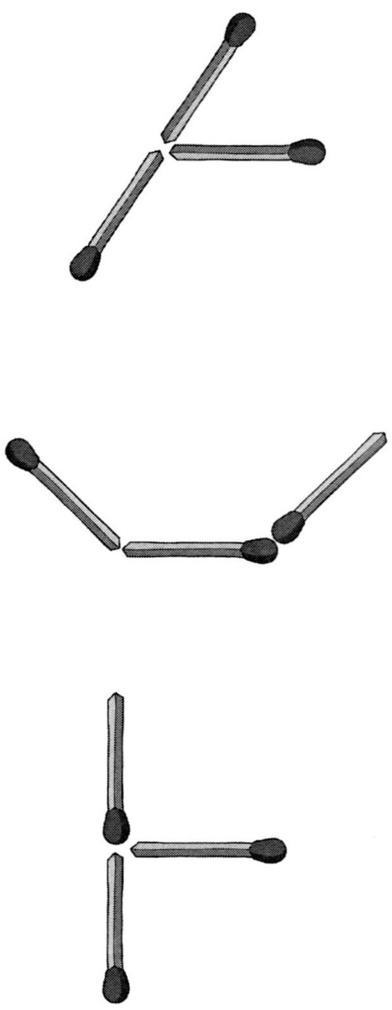

빈칸에 들어가야 할 말은 무엇일까요?

이팔(　　)춘

호시(　　)탐

동(　　)남북

출입(　　)지

춘하추(　　)

금수(　　)산

안전운(　　)

정답) 1. 청, 탐, 서, 금, 동, 강, 행

왼쪽에 있는 원주민이 어릴 적 잃어버린 쌍둥이 동생을 애타게 찾고 있네요!
오른쪽 상자 안에 있는 원주민들 중, 사각형 안에 있는 원주민과 똑같이 생긴 원주민을 찾아 동그라미 해 보세요.

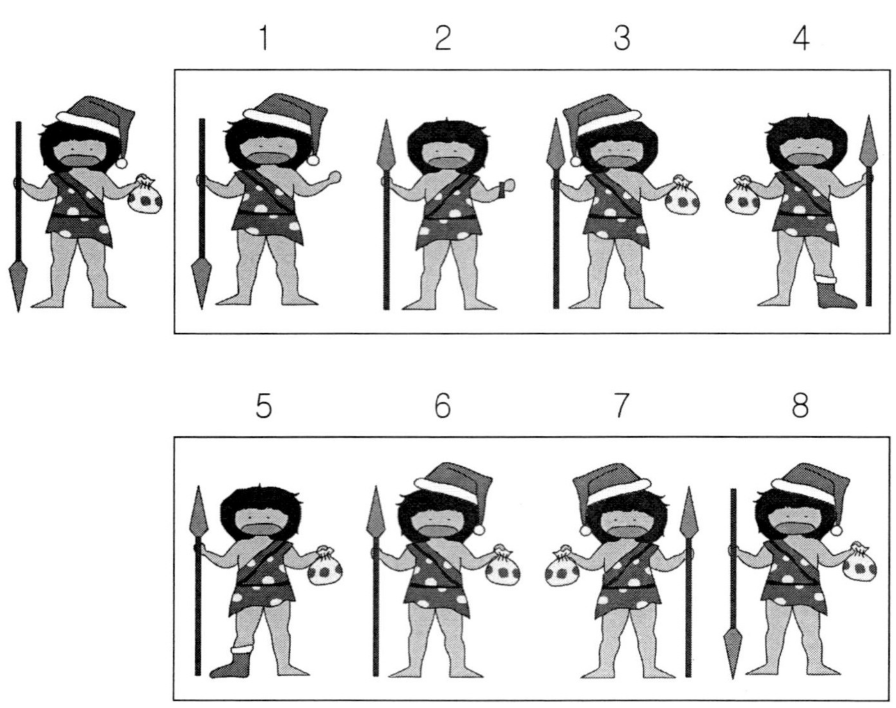

정답) 8

번호를 누르는 자물쇠입니다. 번호가 1, 6, 3, 4입니다.
외운 후 아래의 자물쇠의 버튼에 동그라미를 쳐 보세요.

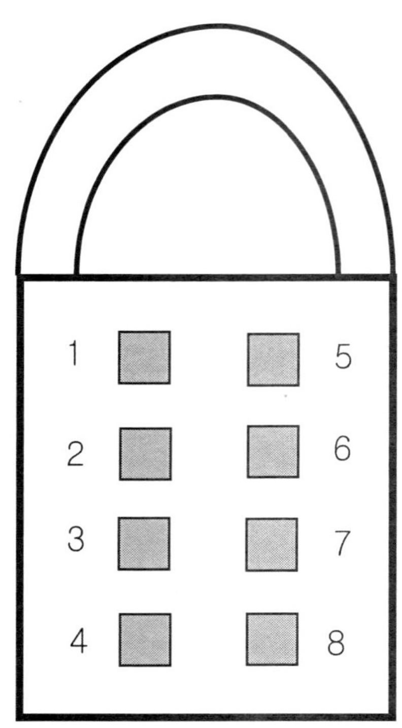

인지훈련 프로그램

_______년 _____월 _____일

거미줄 위에 곤충들이 걸려들었습니다. 화살표부터 곤충들을 연필로 연결해 보세요.

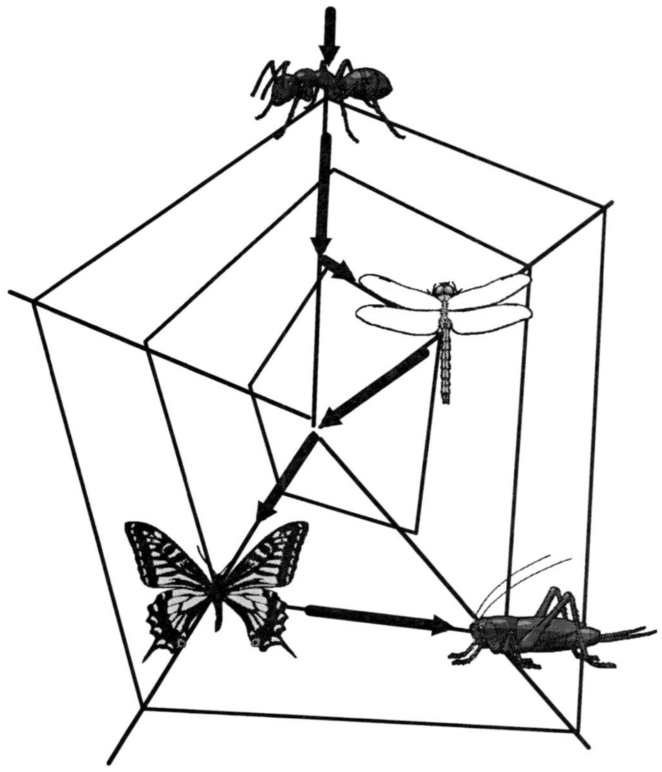

위의 그림을 가리고, 어떤 곤충이 있었는지 4가지를 이야기해보세요.

정답) 1. 개미, 잠자리, 나비, 귀뚜라미

다음 두 그림을 잘 비교해보고 빠진 부분을 찾아보세요.

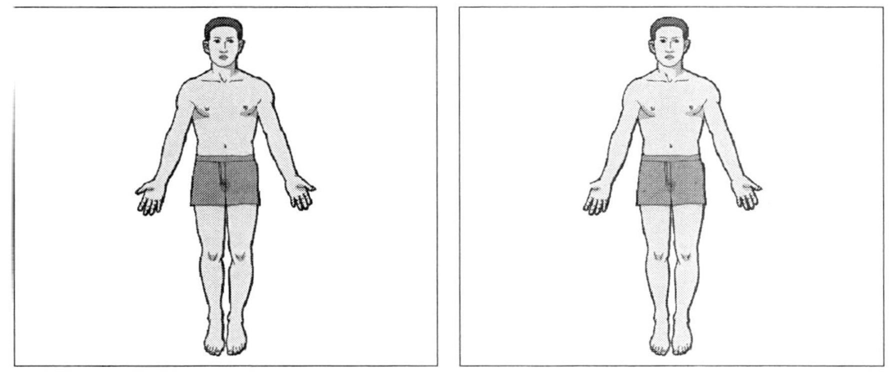

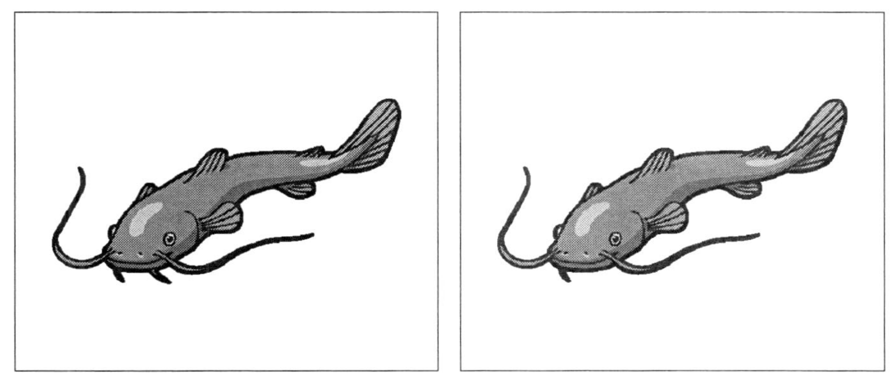

정답) 사람 : 왼쪽 엄지, 메기 : 수염

점선을 따라 그려보세요.

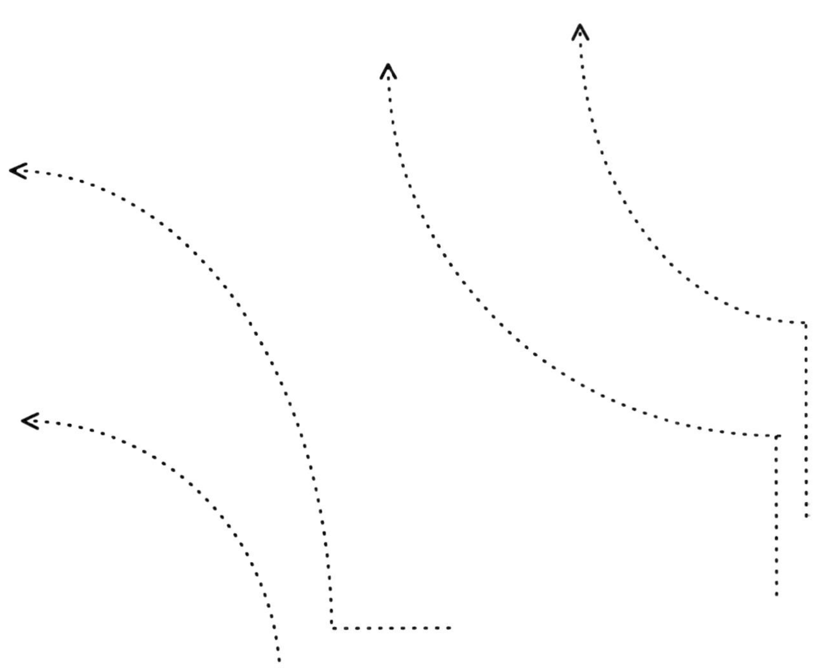

성냥개비를 가지고 아래의 그림과 똑같이 만들어 보세요. 성냥의 머리의 방향도 같아야 합니다.

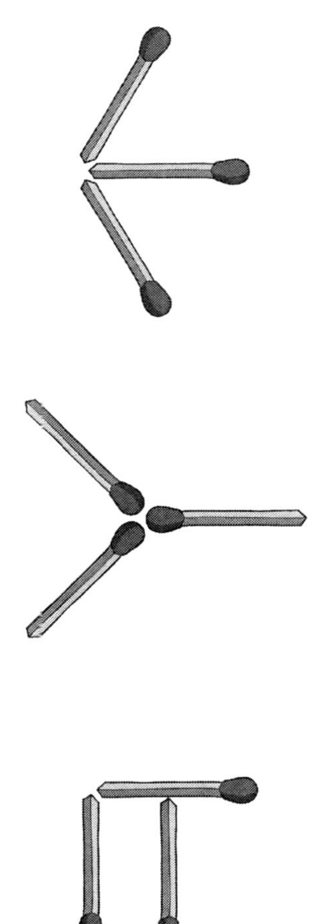

빈칸에 들어가야 할 말은 무엇일까요?

근하(　　)년

엄동설(　　)

삼한(　　)온

여름방(　　)

비상근(　　)

추월금(　　)

자연(　　)호

정답) 1. 신, 한, 사, 학, 무, 지, 보

왼쪽에 있는 원주민이 어릴 적 잃어버린 쌍둥이 동생을 애타게 찾고 있네요!
오른쪽 상자 안에 있는 원주민들 중, 사각형 안에 있는 원주민과 똑같이 생긴 원주민을 찾아 동그라미 해 보세요.

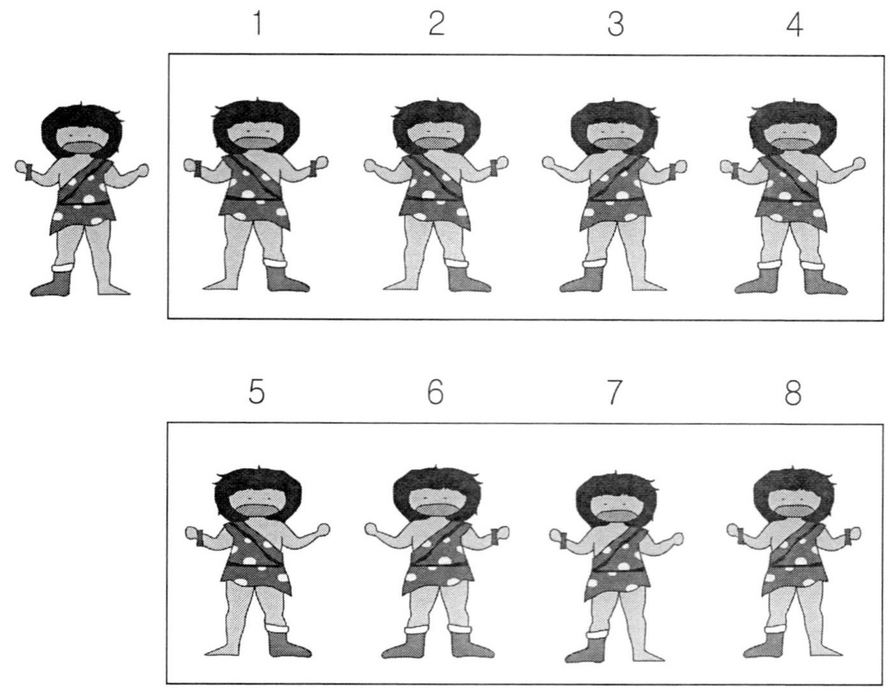

정답) 7

다음은 여러 곳의 전화번호입니다. 전화버튼을 눌러 3층 사무실부터 창고까지 전화를 걸어보세요.

3층 사무실은 137번, 4층은 249번, 5층은 857번, 6층은 374번입니다.
소방서 119, 경찰서 112입니다.
제1초소는 1385번, 경비실은 2847번, 상황실은 9638번, 창고는 5179번입니다.

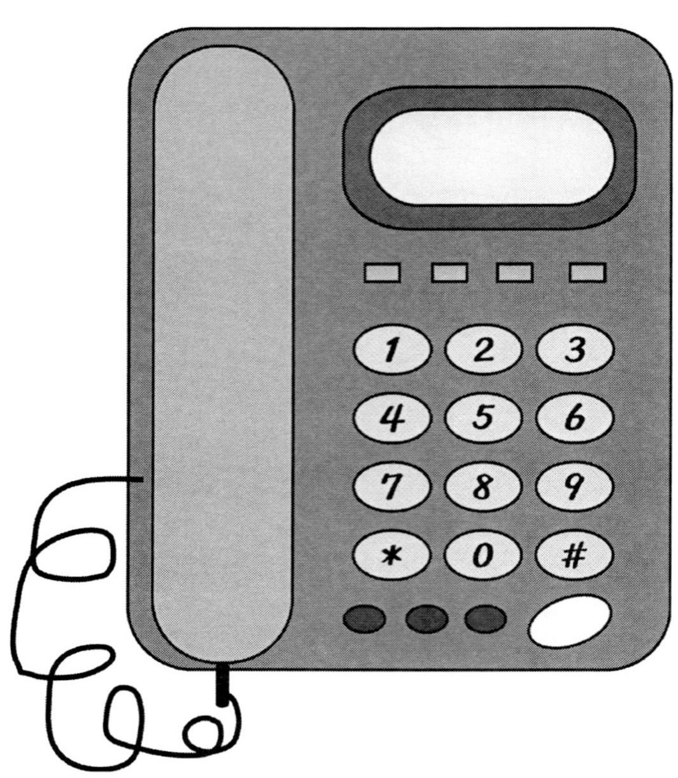

세 가지 그림이 겹쳐져 있네요. 어떤 그림들이 겹쳐져 있는 것일까요?

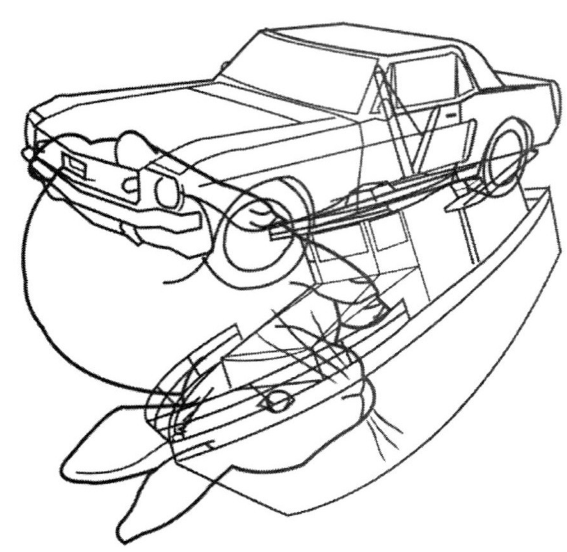

정답) 배, 자동차, 토끼

아래와 같은 것을 찾아보세요.

보기

동	서
북	남

북	동
남	서

북	동
서	남

남	서
동	북

동	서
남	북

동	서
북	남

서	남
동	북

정답) 아래쪽 두번째

왼쪽에 있는 원주민이 어릴 적 잃어버린 쌍둥이 동생을 애타게 찾고 있네요!
오른쪽 상자 안에 있는 원주민들 중, 사각형 안에 있는 원주민과 똑같이 생긴 원주민을 찾아 동그라미 해 보세요.

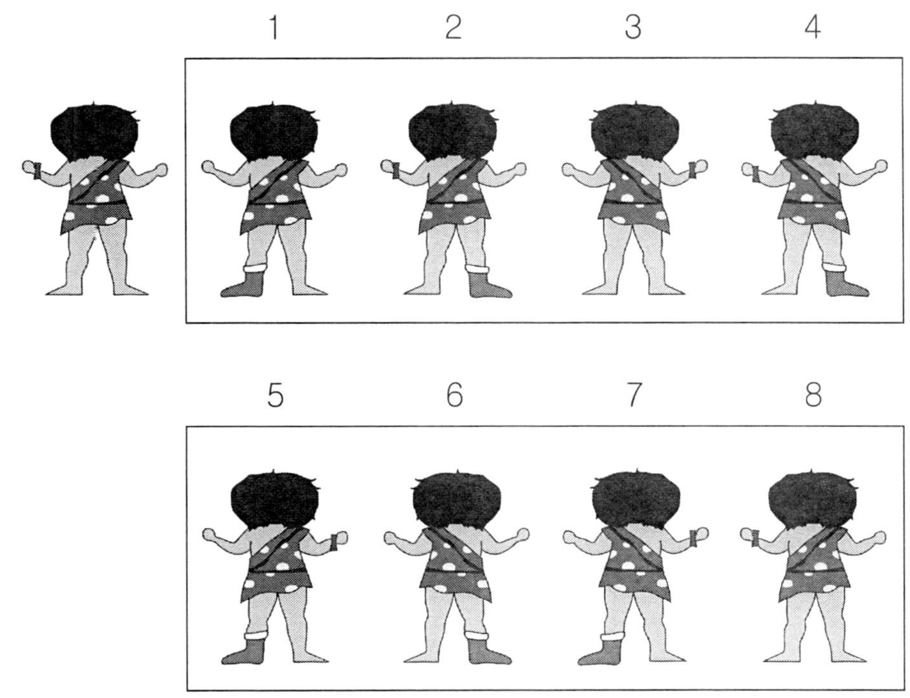

정답) 8

지도를 보고 아래의 지문대로 길을 찾아가 보세요.
(연필로 줄을 치면서 보세요)

딱정벌레가 개구리 집에 가는 길에
토마토, 수박, 감을 지나칩니다.

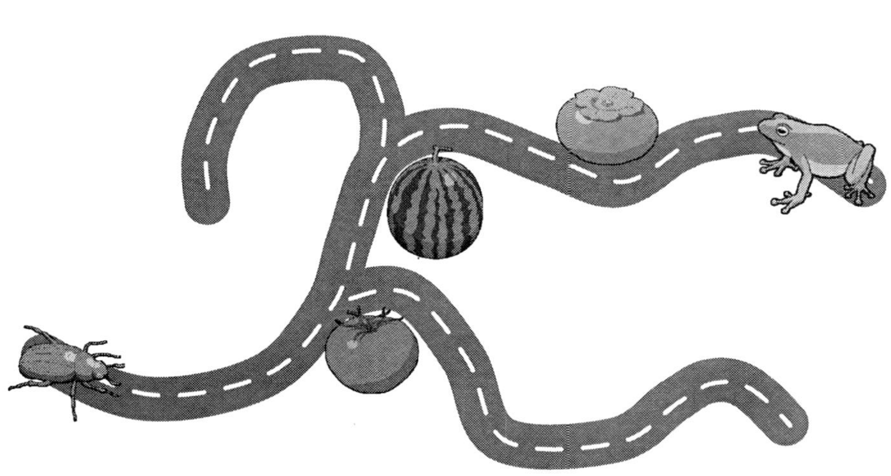

딱정벌레가 개구리 집에 가는 길에 본 야채와 과일은 무엇입니까? (눈을 감고 순서대로 기억해 보세요)

정답) 1. 토마토, 수박, 감

두 가지 그림이 겹쳐져 있네요. 어떤 그림들이 겹쳐져 있는 것일까요?

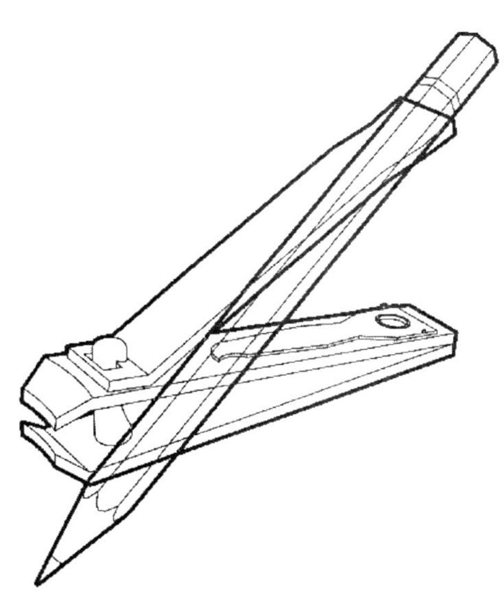

정답) 손톱깎기, 연필

그림을 잘 보고 이야기가 되도록 순서대로 나열해 보세요.

1.

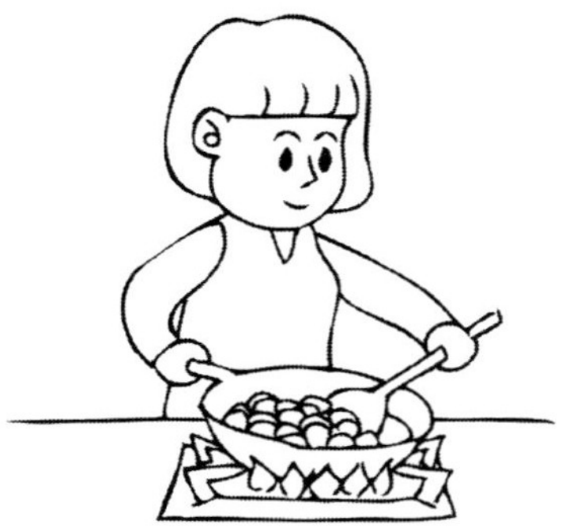

2.

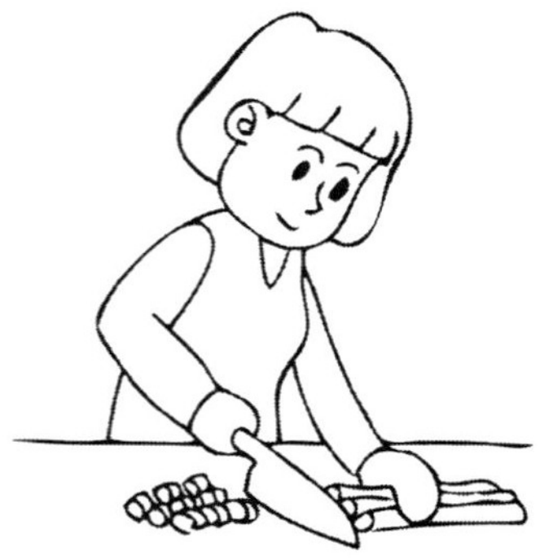

3.

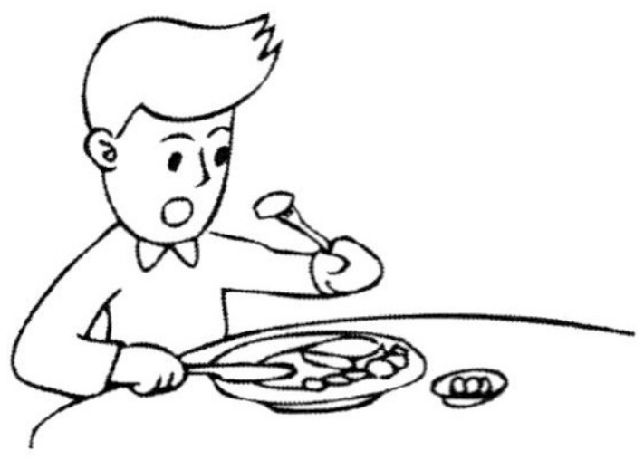

정답) 2-1-3

누가 그림위에다 낙서를 해놓았네요. 낙서를 하기 전의 그림은 무엇이었을까요?

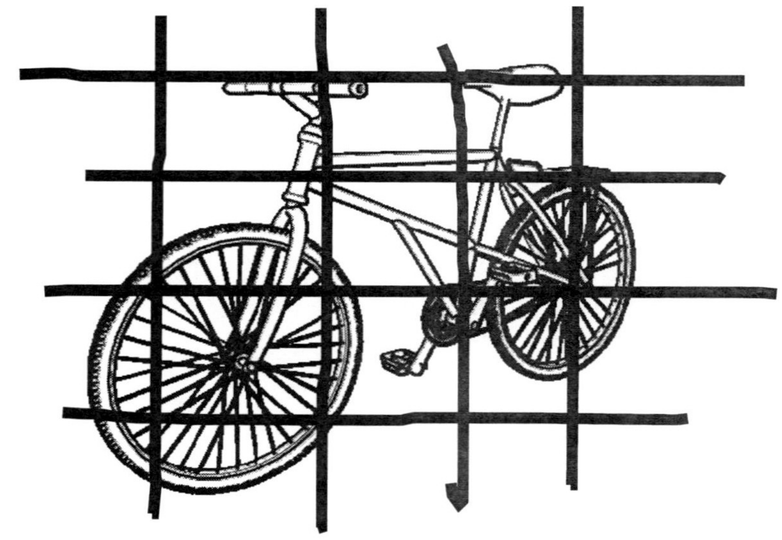

정답) 자전거

입체도형이 그려져 있습니다. 입체적인 느낌이 잘 표현되도록 그림과 똑같이 그려보세요.

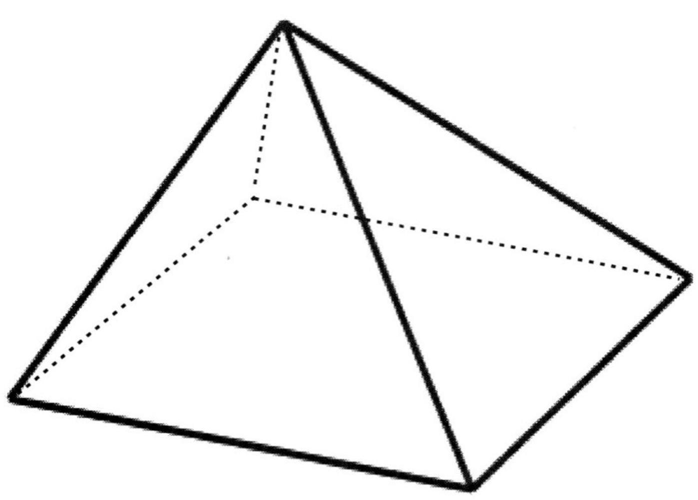

빈칸에 들어가야 할 말은 무엇일까요?

모의(　　)사

조조할(　　)

바겐(　　)일

야간학(　　)

졸업(　　)행

임시방(　　)

취미(　　)활

정답) 고, 인, 세, 습, 여, 편, 생

오른손, 왼손을 말해보세요.

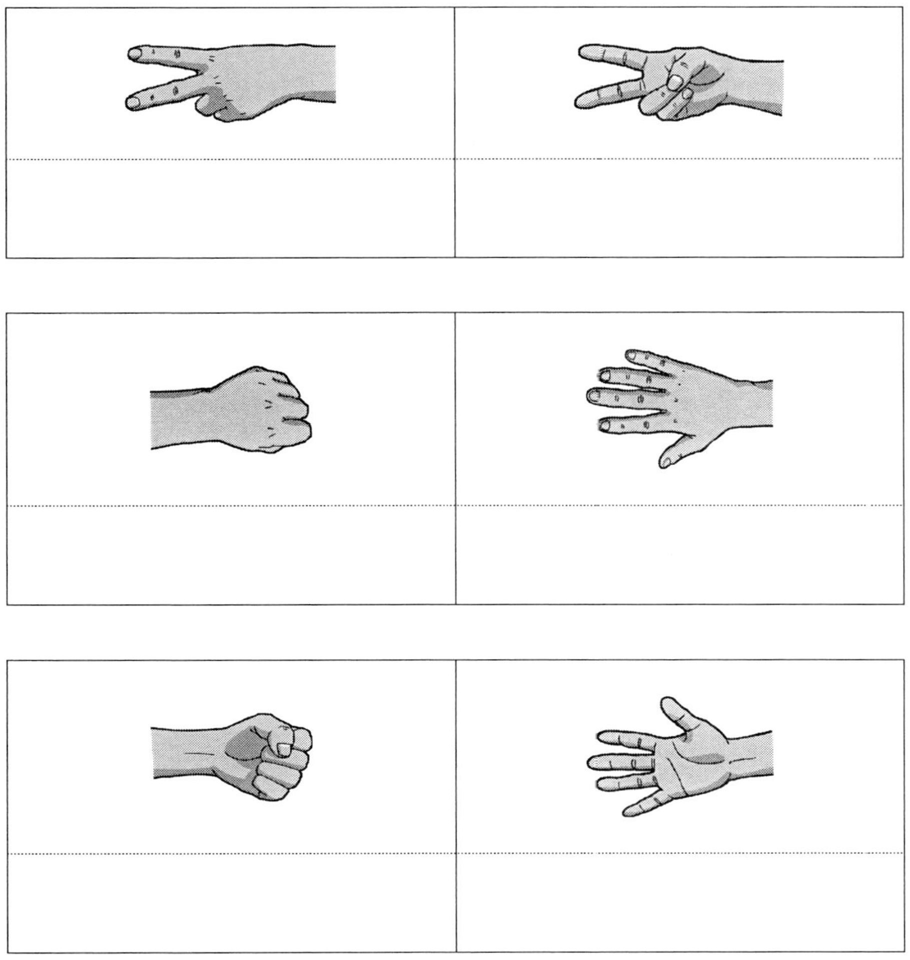

정답) 왼손, 오른손 / 왼손, 오른손 / 왼손, 오른손

아래와 같은 것을 찾아보세요.

보기

저녁	아침
점심	

	아침
저녁	점심

저녁	아침
점심	

저녁	점심
아침	

점심	저녁
	아침

저녁	
점심	아침

저녁	아침
	점심

정답) 윗줄 두번째

두 가지 그림이 겹쳐져 있네요. 어떤 그림들이 겹쳐져 있는 것일까요?

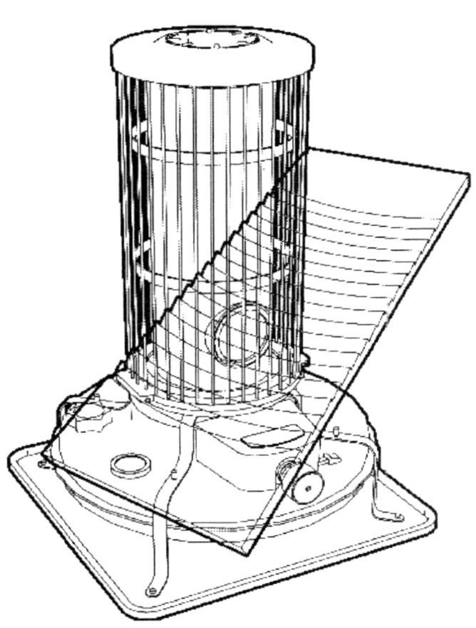

정답) 난로, 빨래판

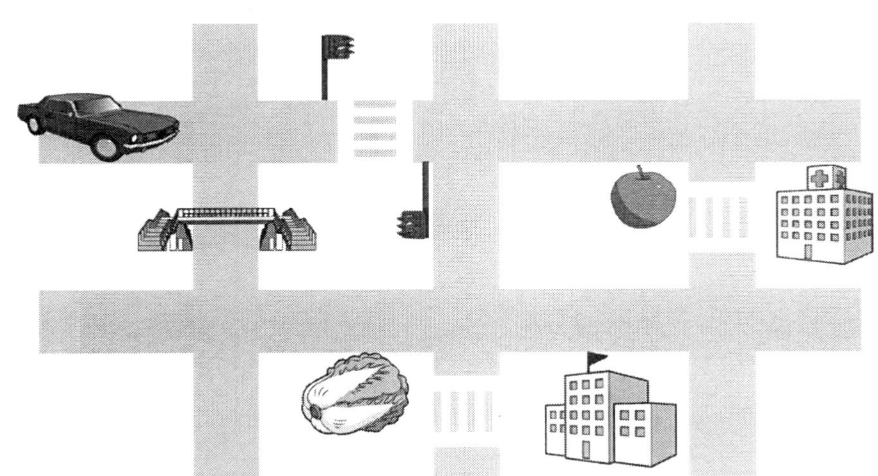

위의 지도를 보고 아래의 지문대로 길을 찾아가 보세요.
(연필로 줄을 치면서 보세요)

1. 자동차를 타고 신호등이 있는 횡단보도를 지나 사과를 사고 횡단보도를 지나갑니다.

2. ㅈ-동차를 타고 육교를 건너 배추를 산 후 횡단보도를 지나갑니다.

도착한 곳에는 어떤 건물이 있습니까?

정답) 1. 병원 2. 학교

다음 그림과 같이 반복되는 모양을 빈 곳에다 펜으로 똑같이 그려보세요.

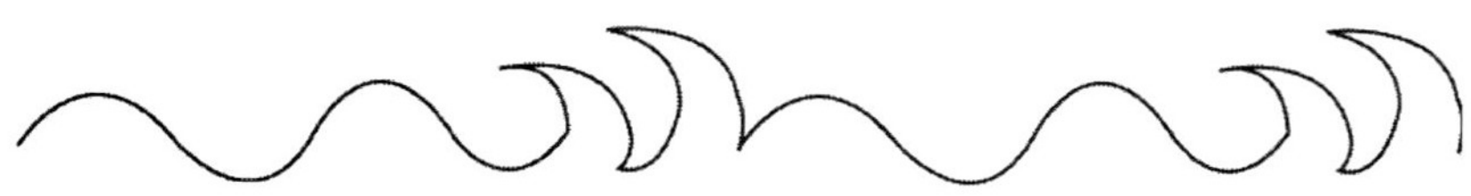

→

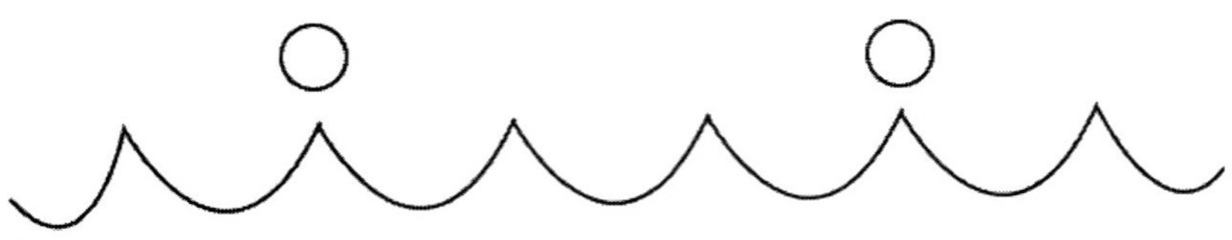

→

무엇이 창문 뒤에 있나요?

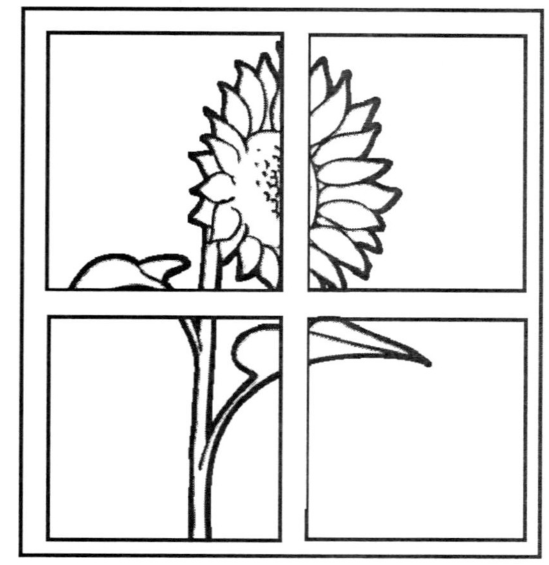

정답) 해바라기

동그라미, 세모, 네모가 뒤죽박죽으로 섞여 있어요. 같은 모양끼리 3개씩 모아 재배열하면 동물의 이름이 됩니다. 어떤 동물들이 있는지 맞춰 보세요.

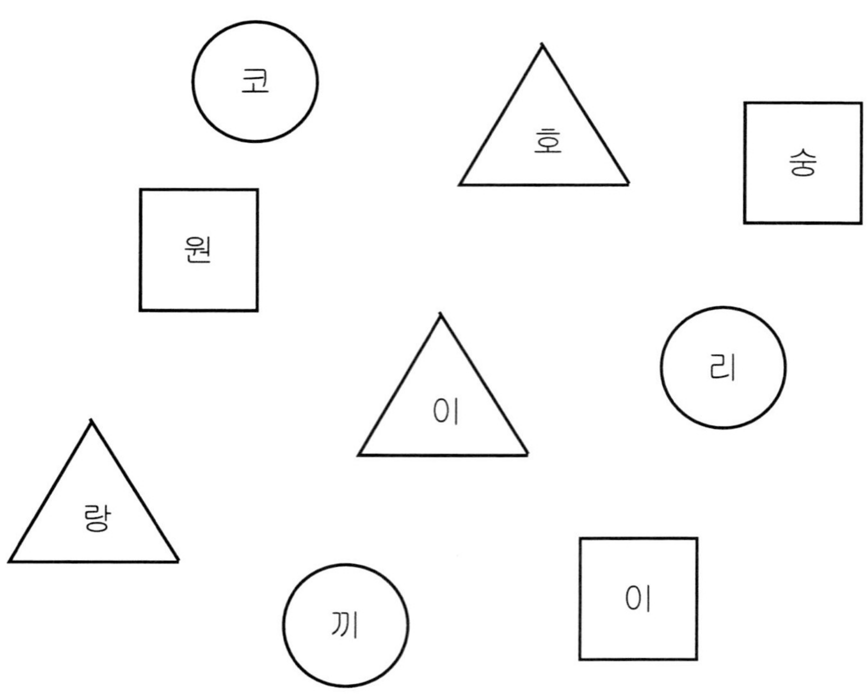

정답) 세모: 호랑이 / 동그라미: 코끼리 / 네모: 원숭이

입체도형이 그려져 있습니다. 입체적인 느낌이 잘 표현되도록 그림과 똑같이 그려보세요.

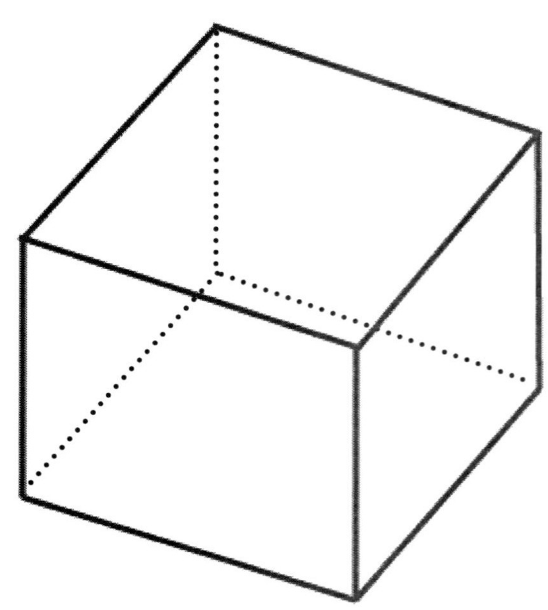

인지훈련 프로그램

_______년 _____월 _____일

굵게 표시된 선을 정확히 이등분하여 가운데에 선을 그어 나누어 보세요.

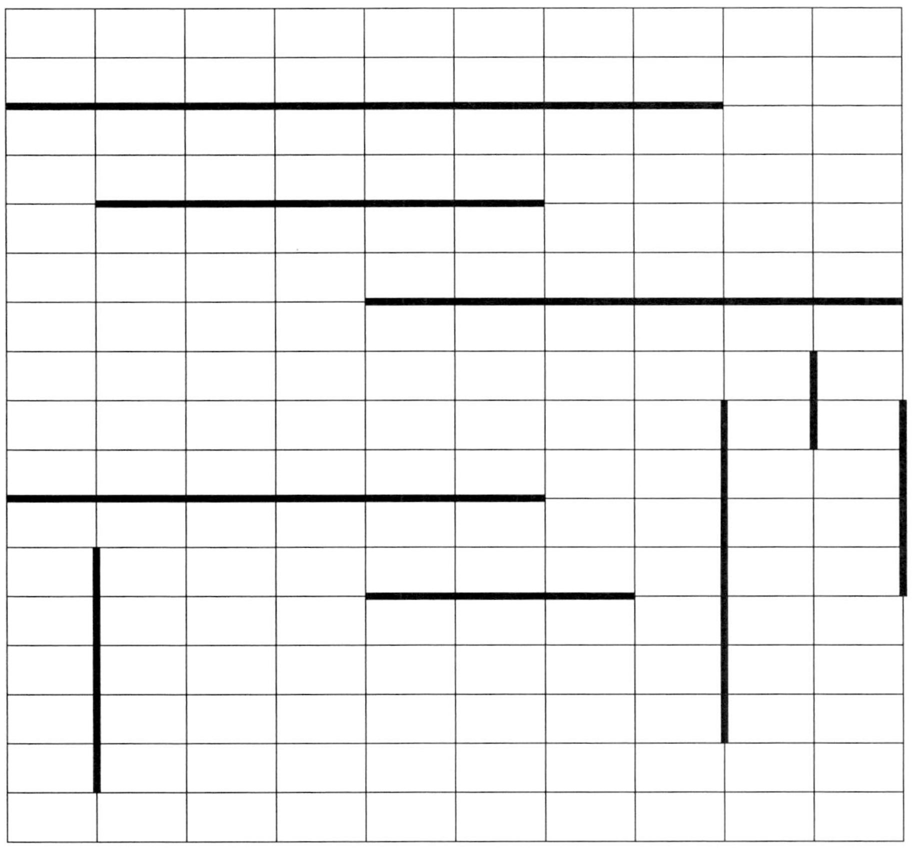

세 가지 그림이 겹쳐져 있네요. 어떤 그림들이 겹쳐져 있는 것일까요?

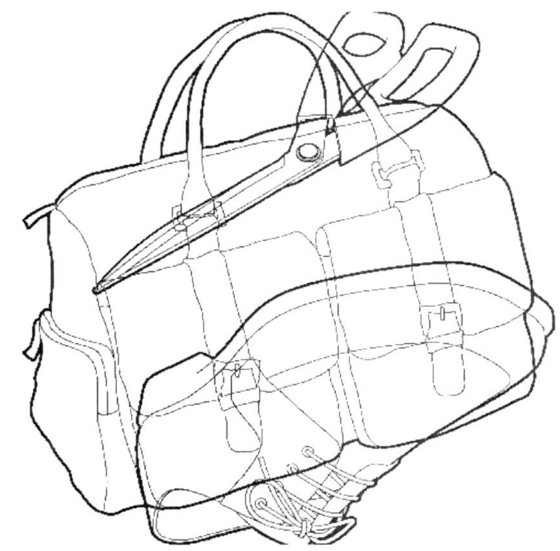

정답) 가방, 가위, 구두

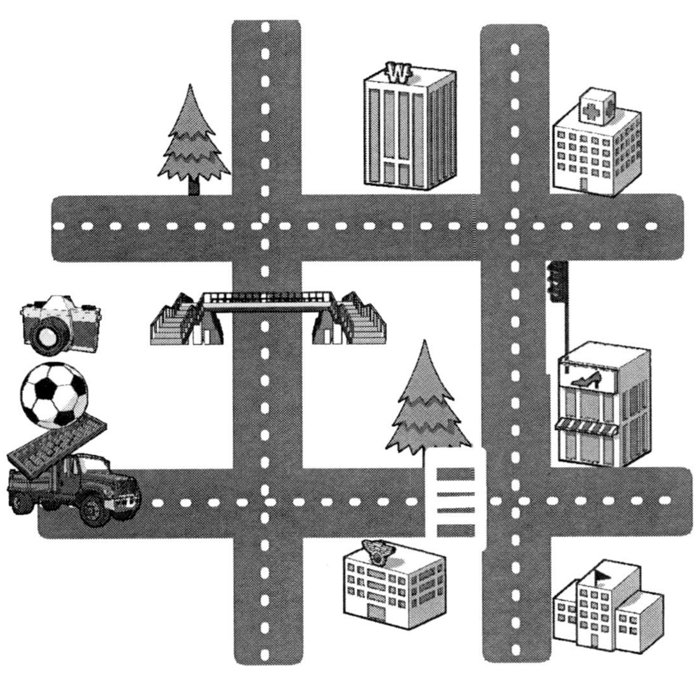

위의 지도를 잘 보고 다음 지시에 답해 보세요.
(연필로 줄을 치면서 보세요)

1. 택배기사가 경찰서에 사진기, 상점에 축구공, 은행에 주판을 배달합니다. 경찰서를 지난 첫 사거리(횡단보도가 있는)에서 좌회전 → 신호등이 있는 사거리에서 좌회전 → 은행에 도착합니다.(연필로 줄을 치면서 보세요)

문제) 빈곳에 알맞은 단어를 넣어보세요.

1. 경찰서에서 물건을 내린 후 트럭에 남아 있는 물건은?
2. 신호등이 있는 사거리에서 어떤 쪽으로 가야 은행에 도착하나요?

정답) 1. 축구공, 주판 2. 좌회전

점선을 따라 그려보세요.

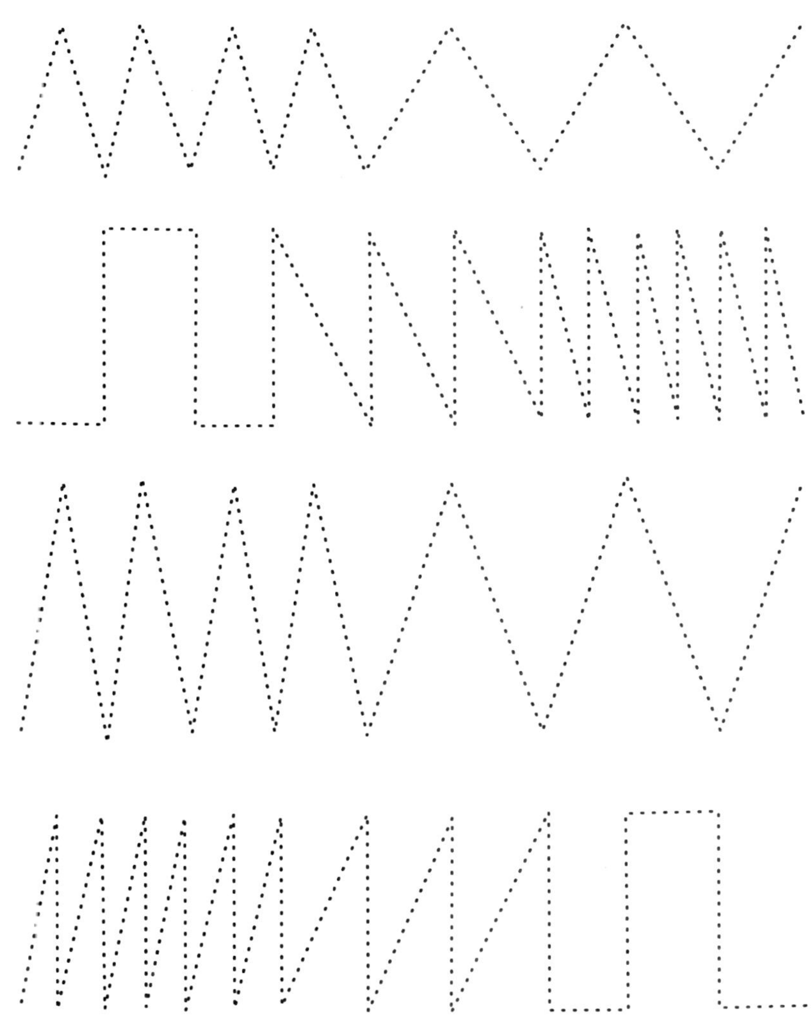

무엇이 창문 뒤에 있나요?

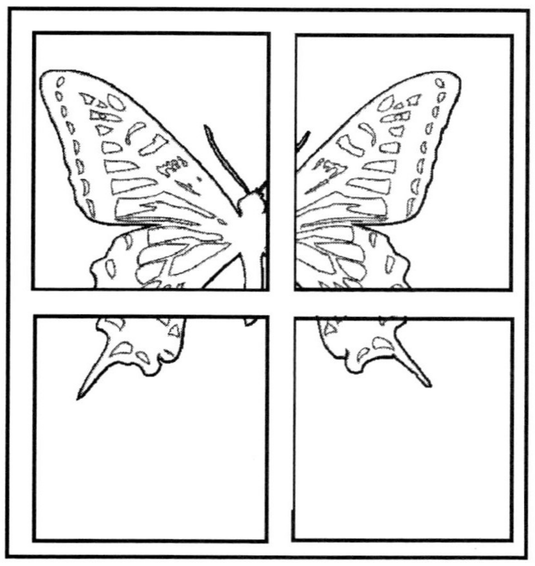

정답) 나비

입체도형이 그려져 있습니다. 입체적인 느낌이 잘 표현되도록 그림과 똑같이 그려보세요.

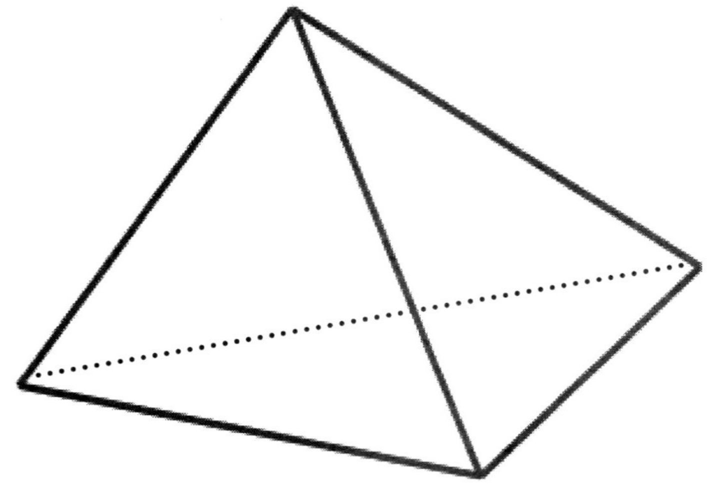

과일이 뒤죽박죽으로 섞여 있어요. 같은 과일에 쓰여진 글을 2개씩 모아 재배열하면 과일 이름이 됩니다. 어떤 과일이 있는지 맞춰 보세요.
책장을 돌려놓고 기억해 보세요.

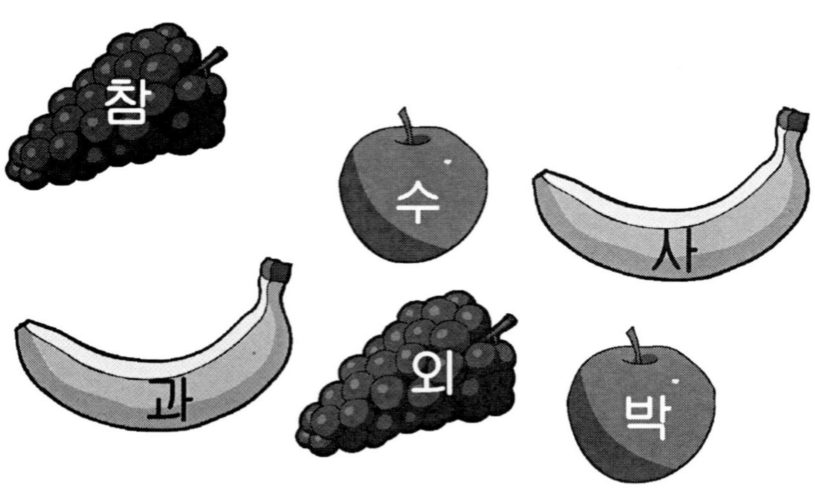

정답) 수박, 참외, 사과

오른손, 왼손을 말해보세요.

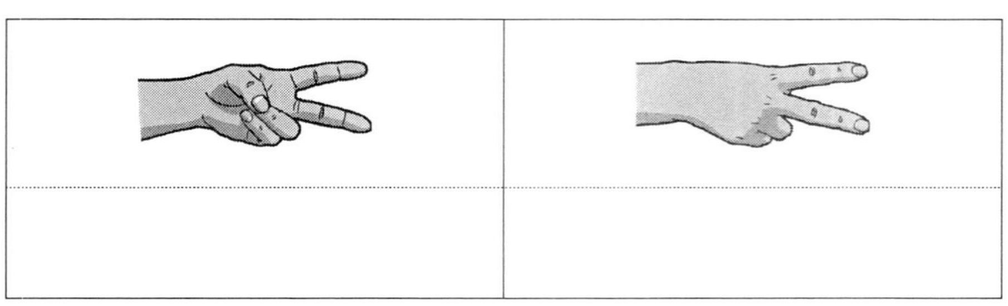

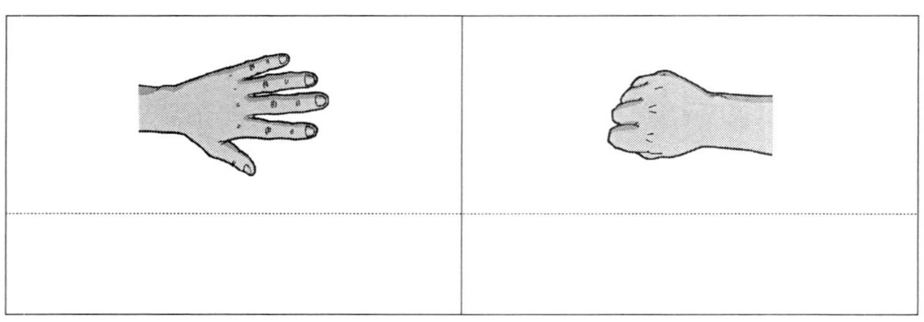

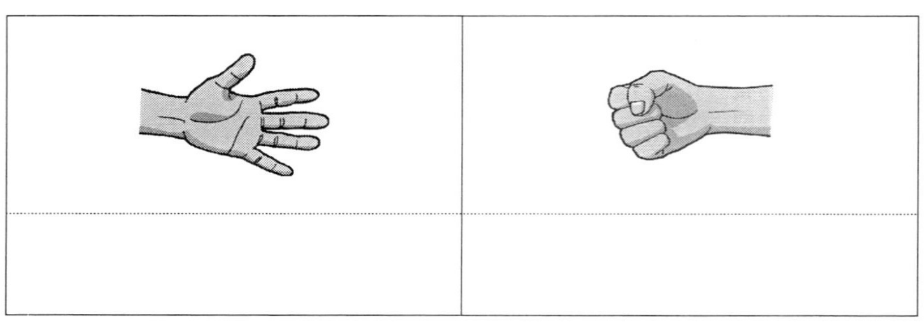

정답) 왼손, 오른손 / 왼손, 오른손 / 왼손, 오른손

인지훈련 프로그램

_______년 _____월 _____일

세 가지 그림이 겹쳐져 있네요. 어떤 그림들이 겹쳐져 있는 것일까요?

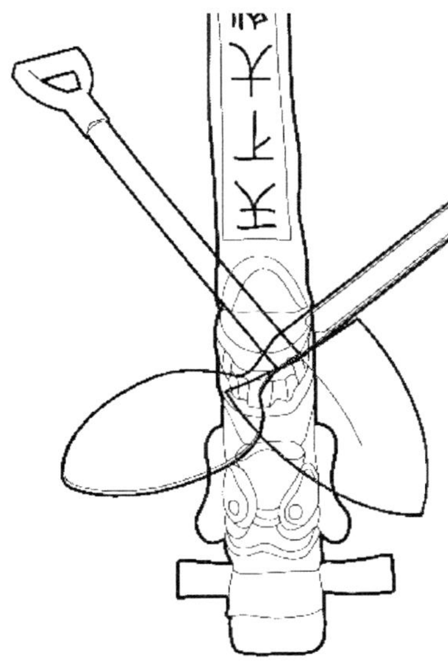

정답) 삽, 숟가락, 장승

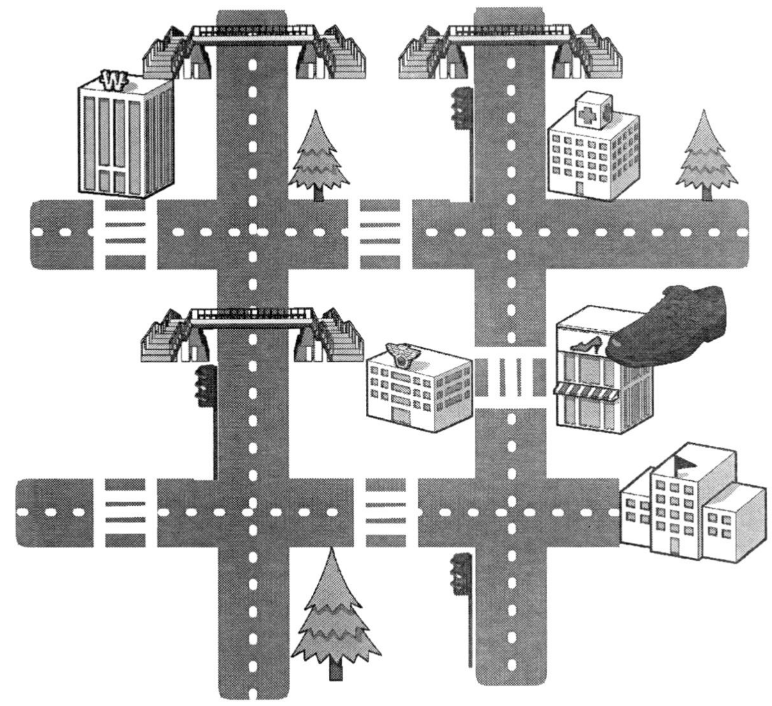

위의 지도를 잘 보고 다음 지시에 답해 보세요.
(연필로 줄을 치면서 보세요)

1. 은행에서 돈을 찾아 구두를 사러 갑니다. 은행 앞 횡단보도를 건넌 후 → 육교를 넘어 → 경찰서 앞에 있는 횡단보도를 건너 → 구두점에 도착합니다.

문제) 빈곳에 알맞은 단어를 넣어보세요.
1. 은행 앞 (   )를 건넌 후 → (   )를 넘어 → (   ) 앞에 있는 횡단보도를 건너 → 구두점에 도착합니다.

정답) 횡단보도, 육교, 경찰서

점선을 따라 그려보세요.

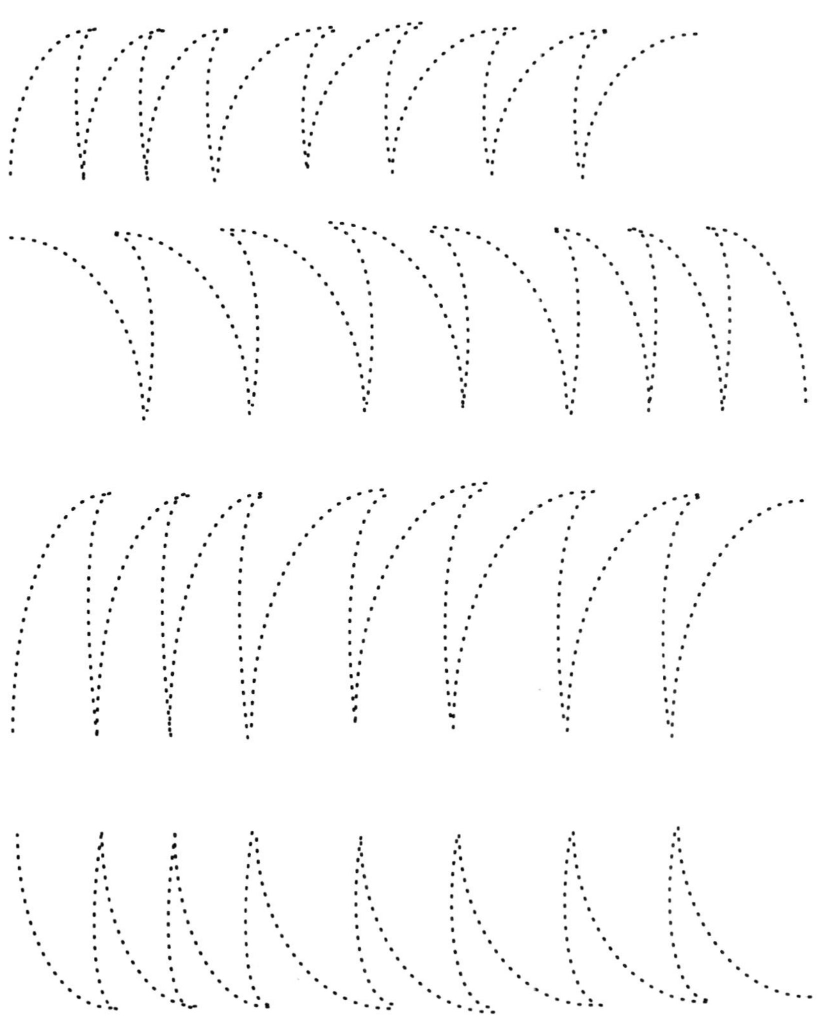

누가 그림위에다 낙서를 해놓았네요. 낙서를 하기 전의 그림은 무엇이었을까요?

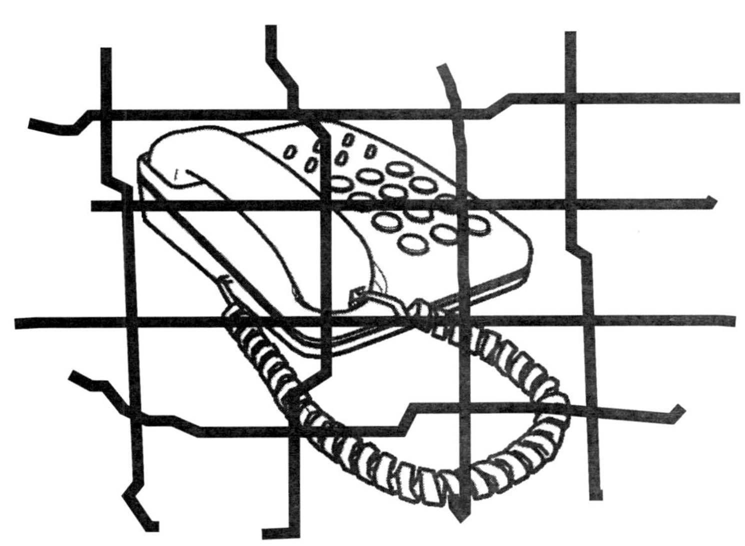

정답) 전화기

입체도형이 그려져 있습니다. 입체적인 느낌이 잘 표현되도록 그림과 똑같이 그려보세요.

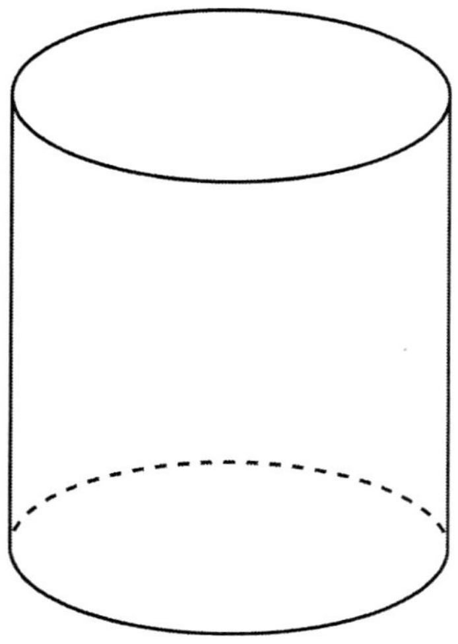

야채가 뒤죽박죽으로 섞여 있어요. 같은 야채에 쓰여진 글을 2개씩 모아 재배열하면 해산물 이름이 됩니다. 어떤 해산물이 있는지 맞춰 보세요.
책장을 돌려놓고 기억해 보세요.

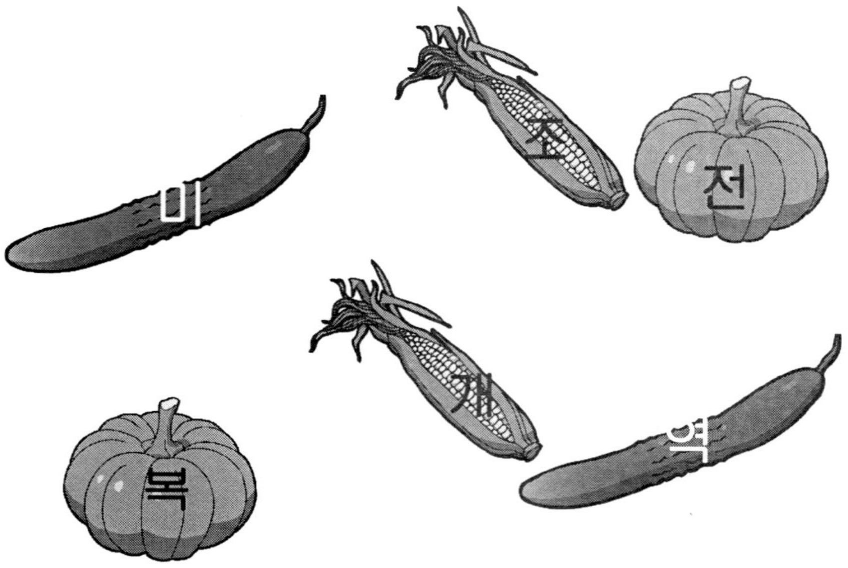

정답) 미역, 조개, 전복

오른손, 왼손을 말해보세요.

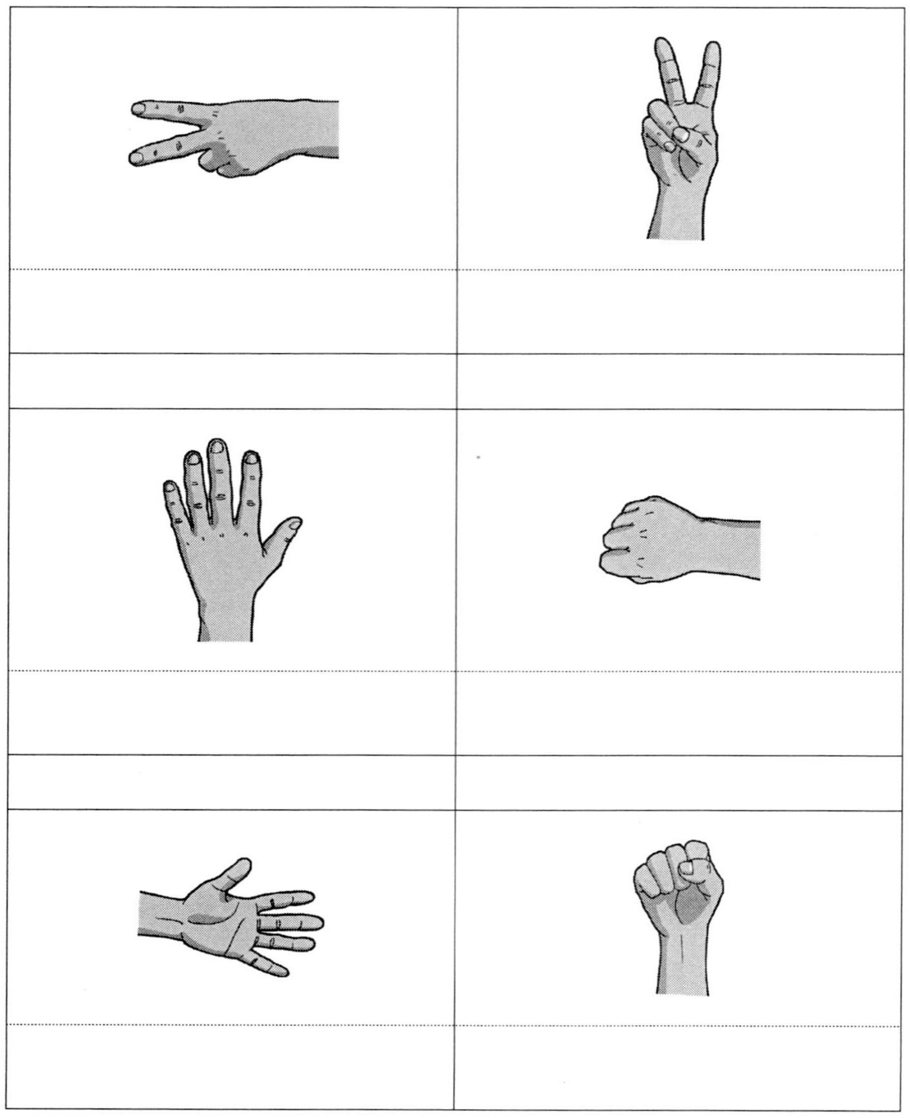

정답) 왼손, 오른손 / 왼손, 오른손 / 왼손, 오른손

굵게 그어진 선분을, 정확하게 두 개로 나누어 보세요.
(점선으로 이루어진 네모는 모두 크기가 같습니다.)

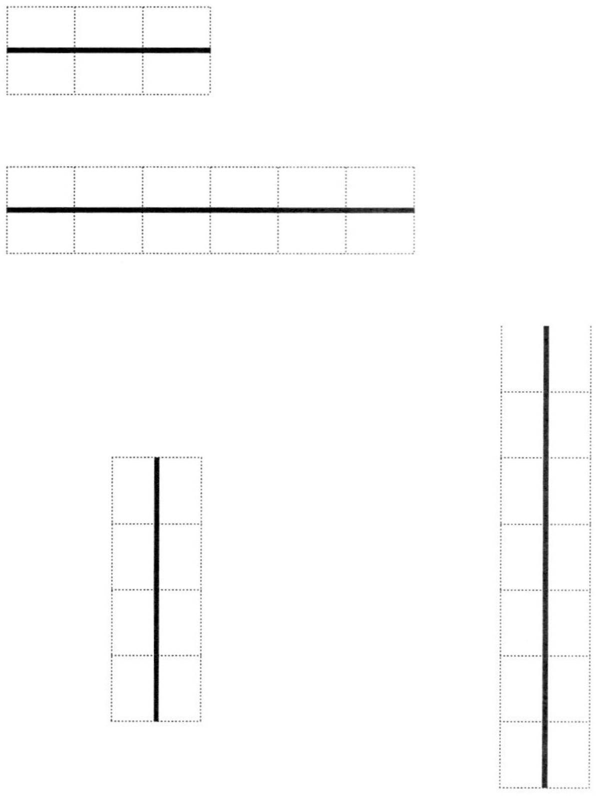

인지훈련 프로그램

_______년 _____월 _____일

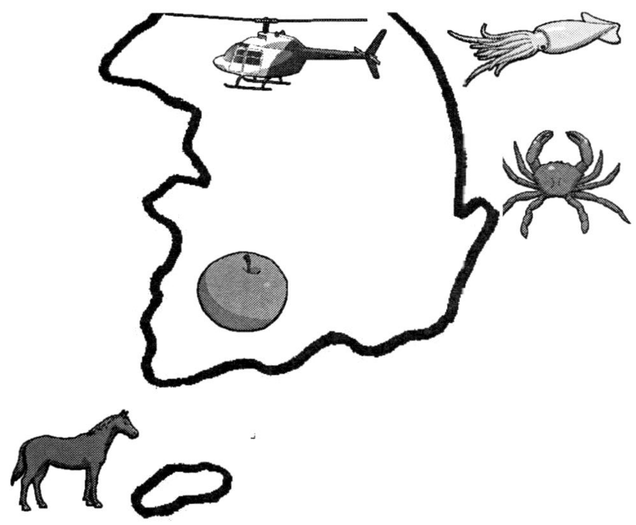

헬리콥터를 타고 우리나라의 각 지역에서 나는 특산물 들을 싣고, 서울로 갑니다. 다음 지시에 답해 보세요.(연필로 줄을 치면서 보세요)

1. 헬리콥터를 타고 갑니다. 제주도 → 말, 나주 → 배, 영덕 → 대게, 동해바다 → 오징어, 서울 도착의 순서입니다.

문제) 1. 서울을 떠나 처음 도착한 곳은 무엇입니까?
2. 내용을 잘 기억한 뒤, 다음 빈칸을 채워 넣어보세요.
제주도 → (   ), (   ) → 배, 영덕 → (   ),
동해바다 → (   ), 서울 도착

정답) 1. 제주도 / 2. 말, 나주, 대게, 오징어

점선을 따라 그려보세요.

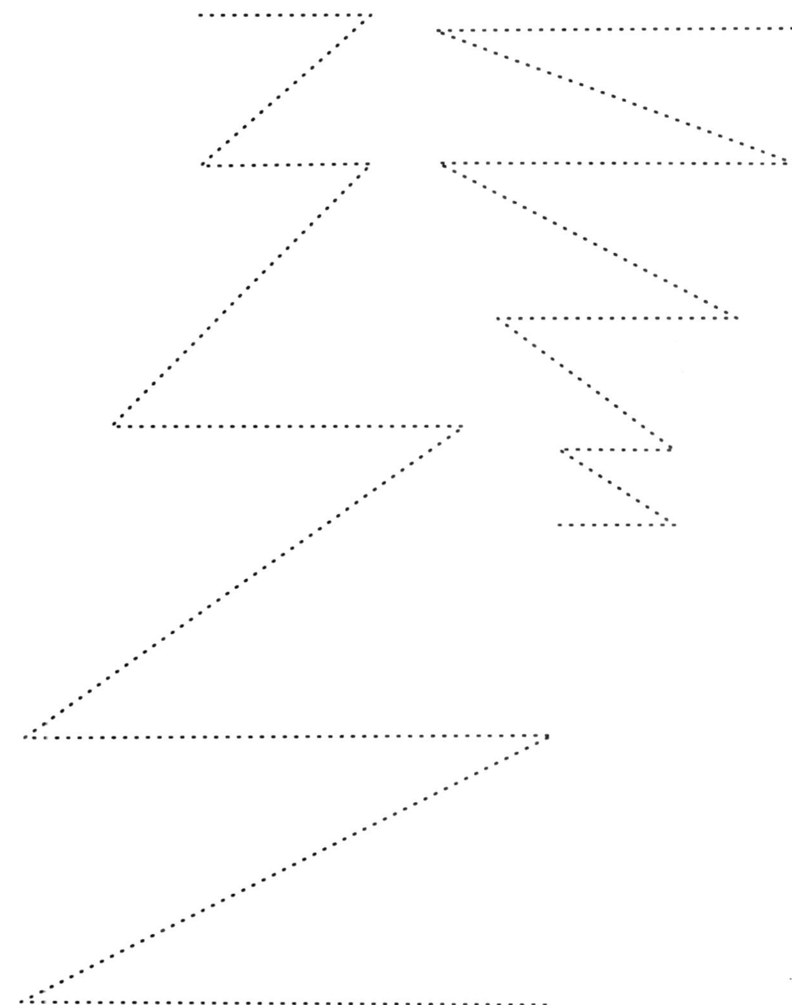

울타리 뒤에 있는 동물은 무엇일까요?

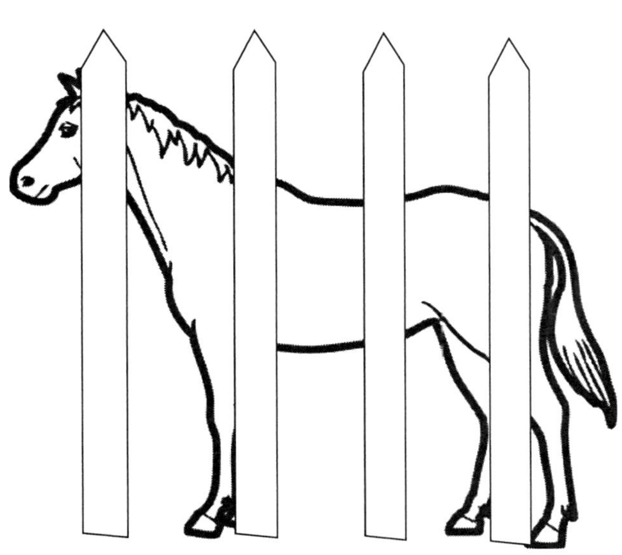

정답) 말

입체도형이 그려져 있습니다. 입체적인 느낌이 잘 표현되도록 그림과 똑같이 그려보세요.

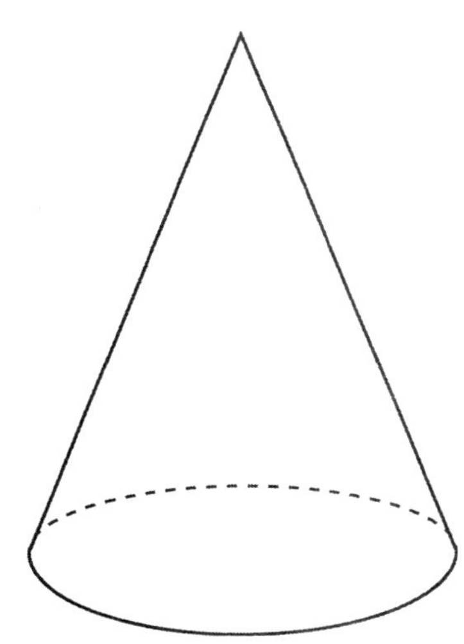

글자가 뒤죽박죽으로 섞여 있어요. 같은 글자체를 2개씩 모아 재배열하면 가전제품 이름이 됩니다. 어떤 가전제품이 있는지 맞춰 보세요.
책장을 돌려놓고 기억해 보세요.

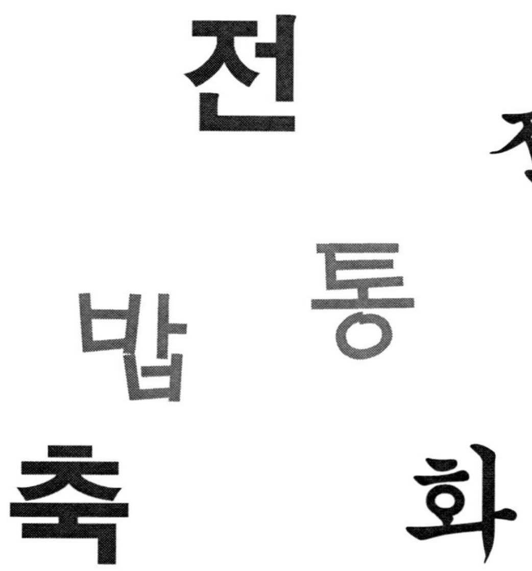

정답) 전축, 전화, 밥통

오른손, 왼손을 말해보세요.

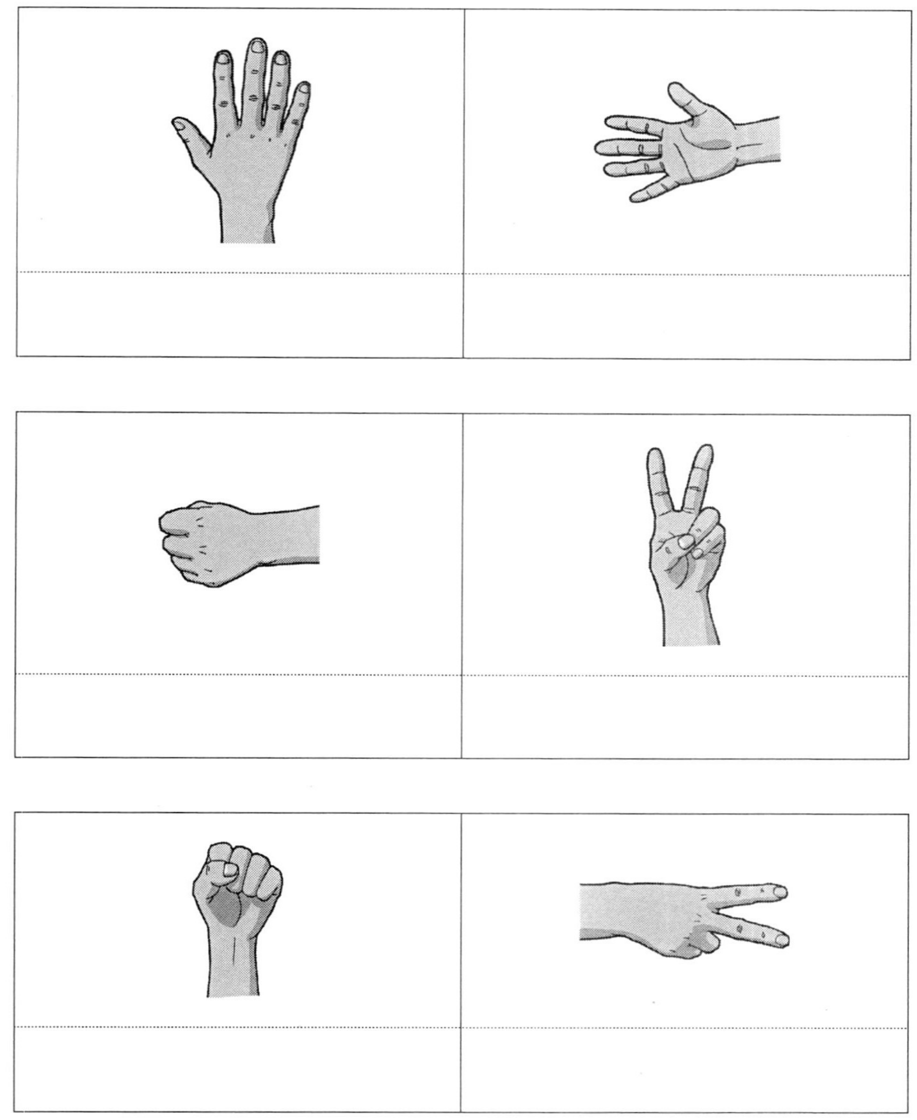

정답) 오른손, 오른손 / 왼손, 왼손 / 왼손, 오른손

굵게 그어진 선분을, 정확하게 1/3로 나누어 하나만 그어 보세요.(점선으로 이루어진 네모는 모두 크기가 같습니다.)

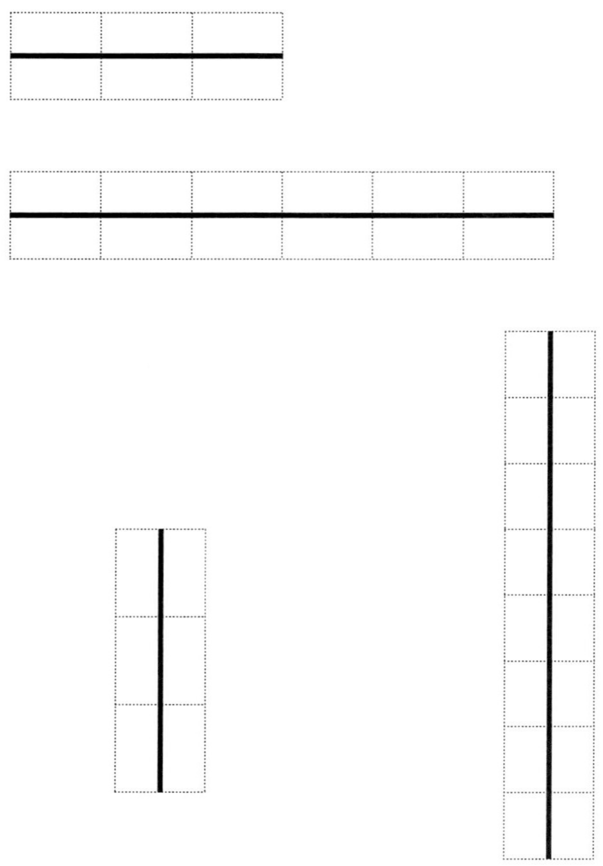

다음 겹쳐진 글자가 있습니다. 서로 맞는 글자에 줄을 그어보세요.

곰 •	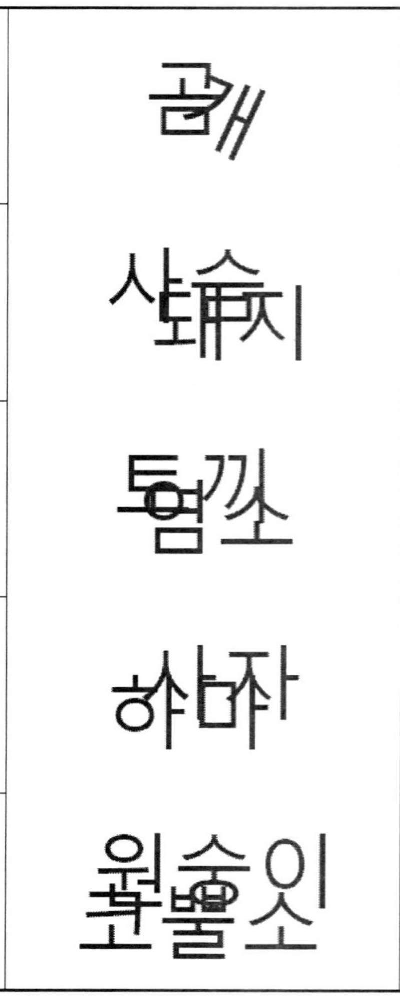	• 개
사슴 •		• 돼지
토끼 •		• 염소
하마 •		• 사자
원숭이 •		• 코뿔소

인지훈련 프로그램

______년 _____월 _____일

다음 사진을 보고 이야기를 해보세요.

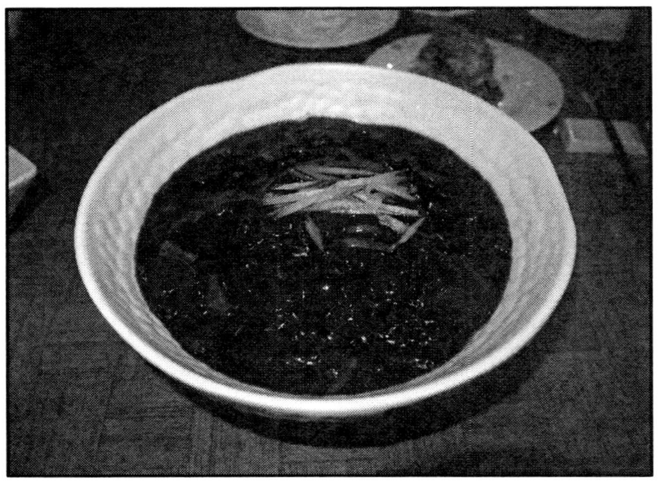

1. 이것이 무엇인지 설명해보세요.

2. 이것과 관련하여 떠오르는 추억을 이야기해보세요.

3. 최근에 이것을 먹어본 적이 있습니까?
   그렇다면 언제, 누구와 함께였습니까?

굵게 표시된 선을 정확히 1/3 등분하여 선을 그어 하나만 그어 보세요.

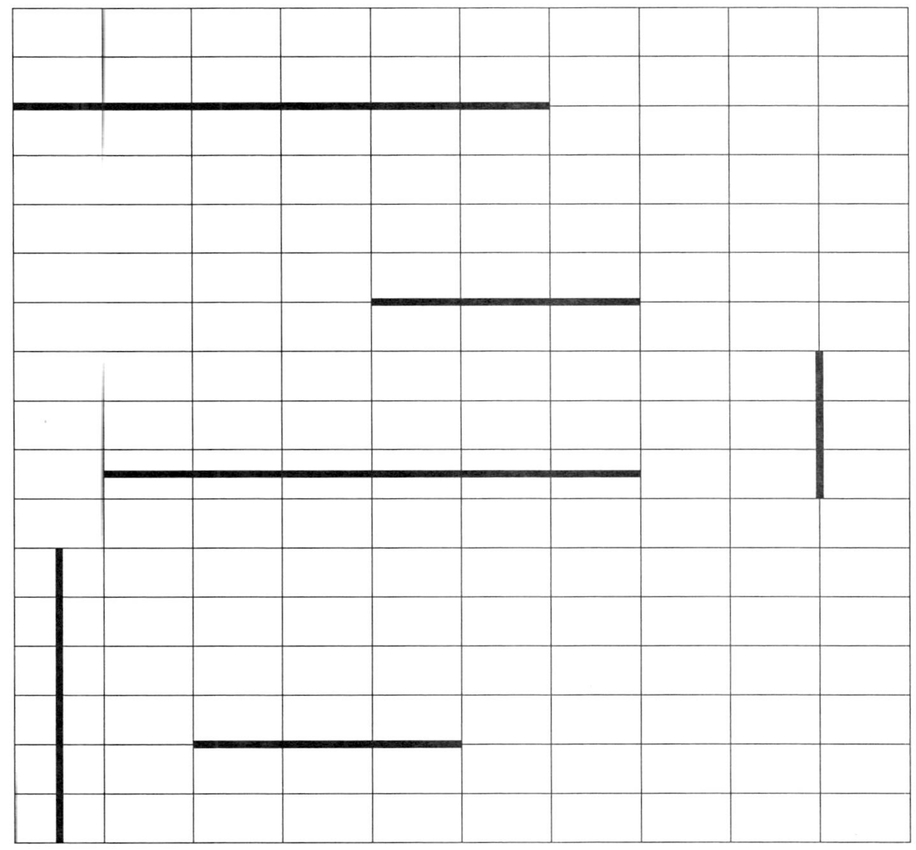

오른손, 왼손을 말해보세요.

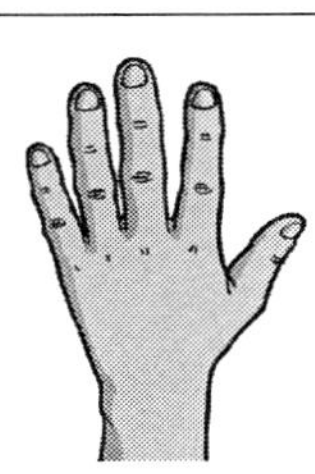	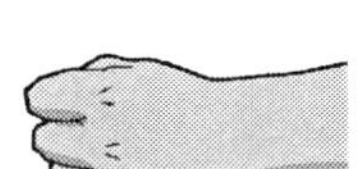

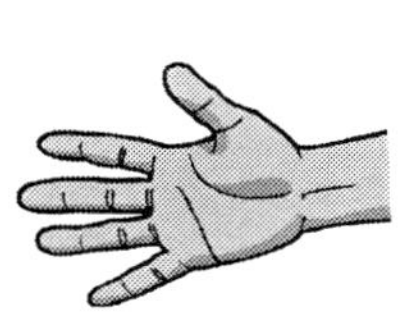	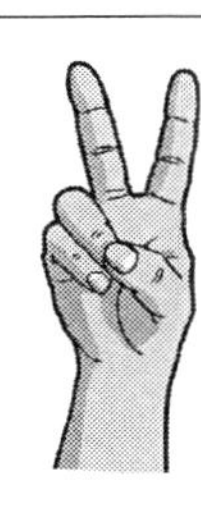

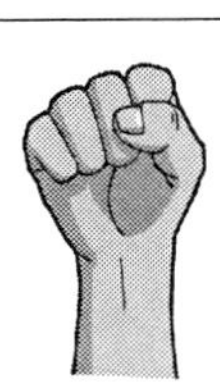	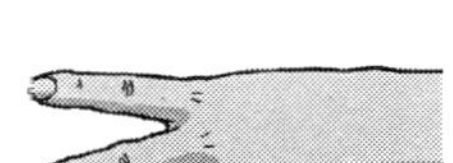

정답) 왼손, 왼손 / 오른손, 오른손 / 오른손, 왼손

다음 겹쳐진 글자가 있습니다. 서로 맞는 글자에 줄을 그어보세요.

쥐 •	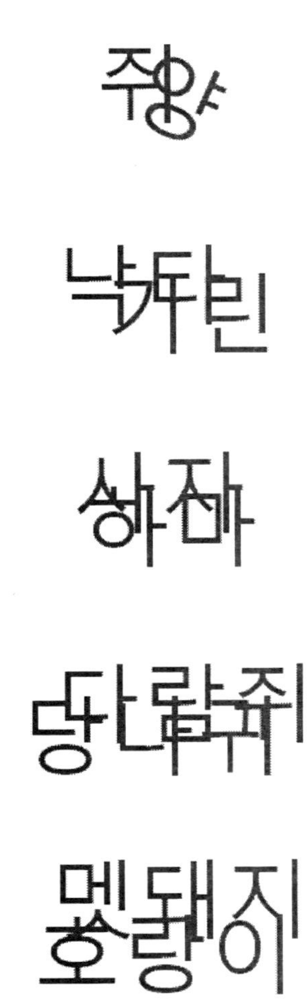	• 양
낙타 •		• 기린
사자 •		• 하마
당나귀 •		• 다람쥐
멧돼지 •		• 호랑이

바깥쪽부터 눈으로 점선을 따라가 보세요. 어떤 문장이 완성되나요?

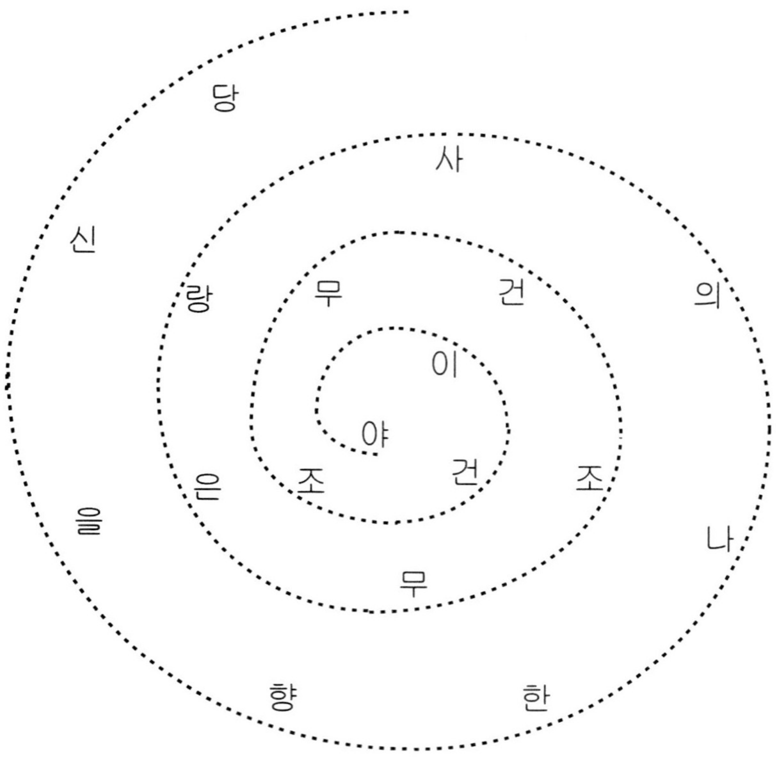

정답) 당신을 향한 나의 사랑은 무조건 무조건이야

여러 글씨체의 글자가 뒤죽박죽으로 섞여 있어요. 같은 글씨체를 2개씩 모아 재배열하면 건물의 이름이 됩니다. 어떤 건물이 있는지 맞춰 보세요.
책장을 돌려놓고 기억해 보세요.

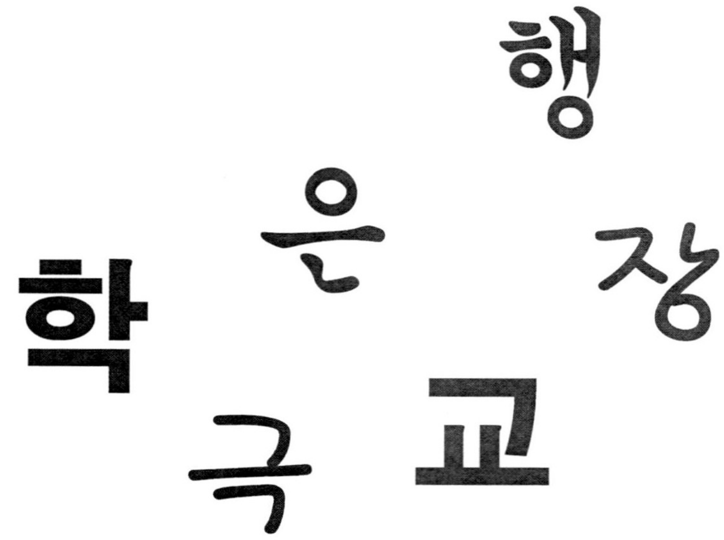

정답) 은행, 극장, 학교

점선을 따라 그려보세요.

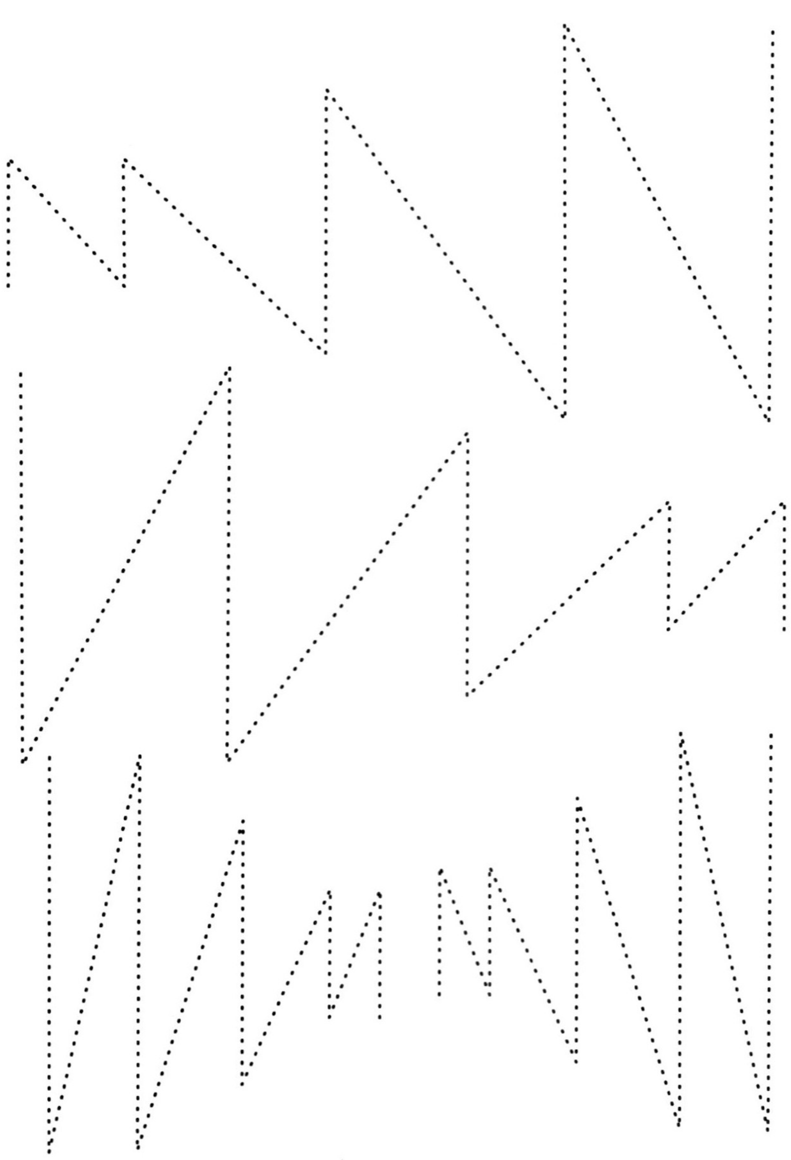

입체도형이 그려져 있습니다. 입체적인 느낌이 잘 표현되도록 그림과 똑같이 그려보세요.

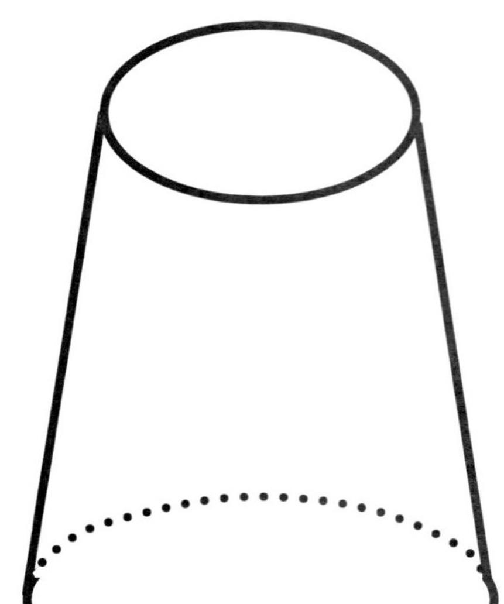

그래프가 있습니다. 같은 모양의 그래프를 골라보세요.

보기

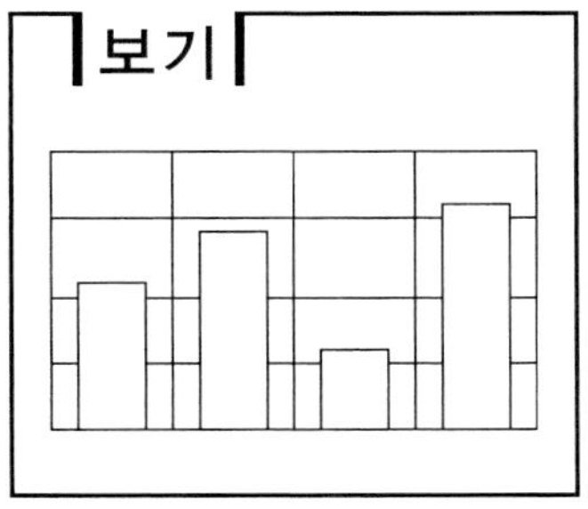

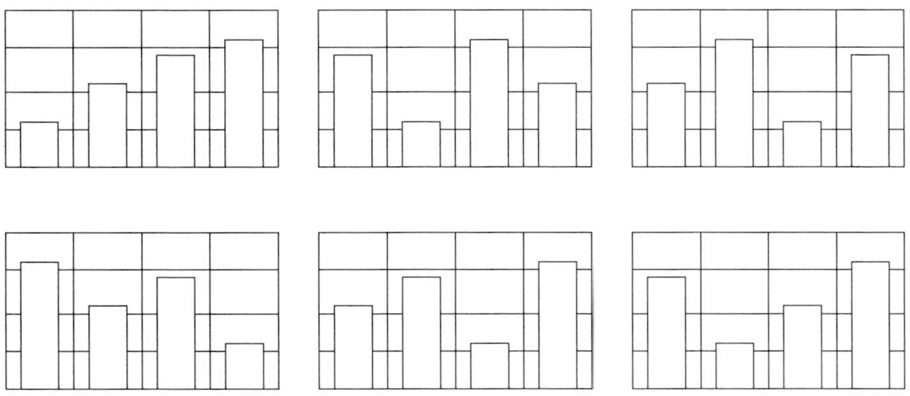

정답) 아랫줄 중간

다음 사진을 보고 이야기를 해보세요.

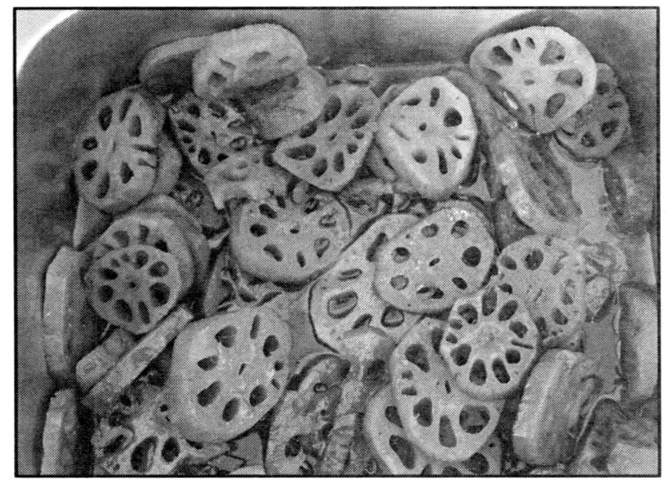

1. 이것이 무엇인지 설명해보세요.

2. 이것을 어떻게 만들 수 있나요?
   재료손질부터 완성까지 이야기해보세요.

3. 최근에 이것을 먹어본 적이 있습니까?
   그렇다면 언제, 누구와 함께였습니까?

굵게 표시된 선을 정확히 1/3 등분하여 선을 그어 하나만 그어 보세요.

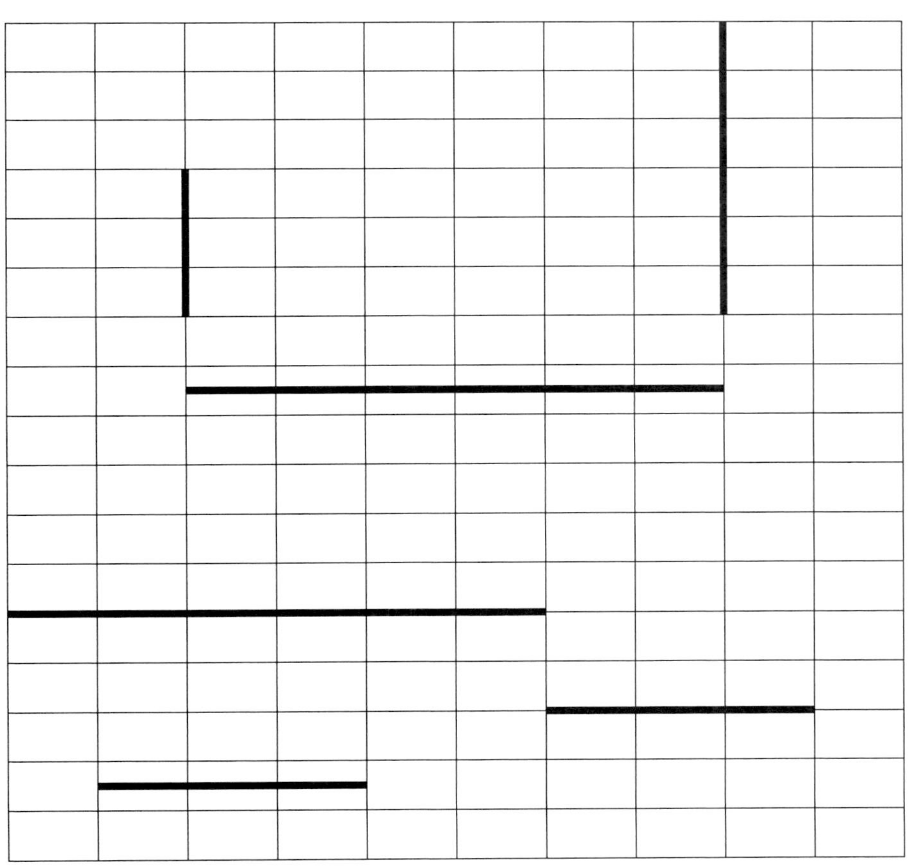

다음 겹쳐진 글자가 있습니다. 서로 맞는 글자에 줄을 그어보세요.

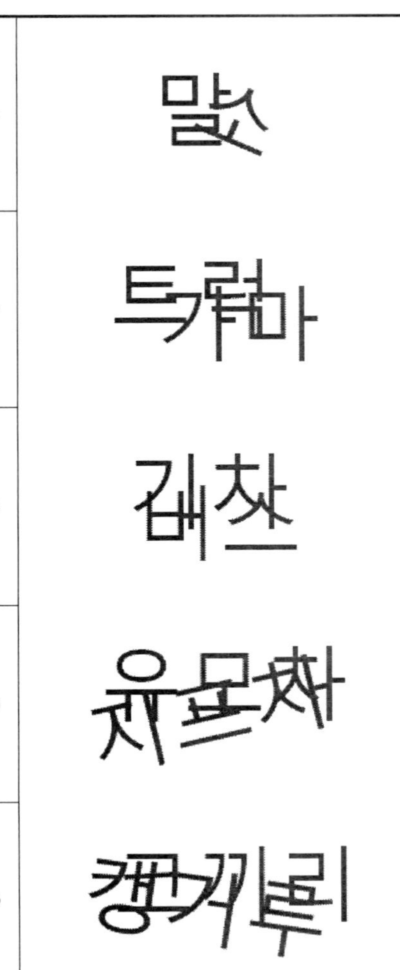

말 •	• 소
트럭 •	• 가마
기차 •	• 버스
유모차 •	• 지프차
캥거루 •	• 코끼리

아래의 속담과 그림을 알맞게 연결해보세요.

바늘 가는데 실 따라간다.	열 손가락 깨물어 안 아픈 손가락 없다.	돌다리도 두들겨 보고 건넌다.

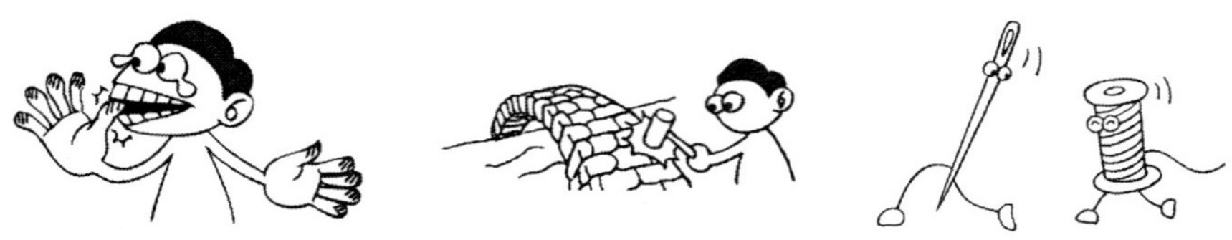

입체도형이 그려져 있습니다. 입체적인 느낌이 잘 표현되도록 그림과 똑같이 그려보세요.

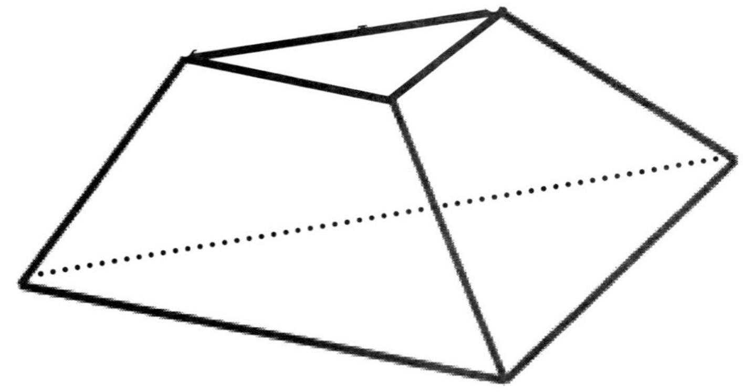

1부터 눈으로 점선을 따라가 보세요. 어떤 숫자가 완성되나요?

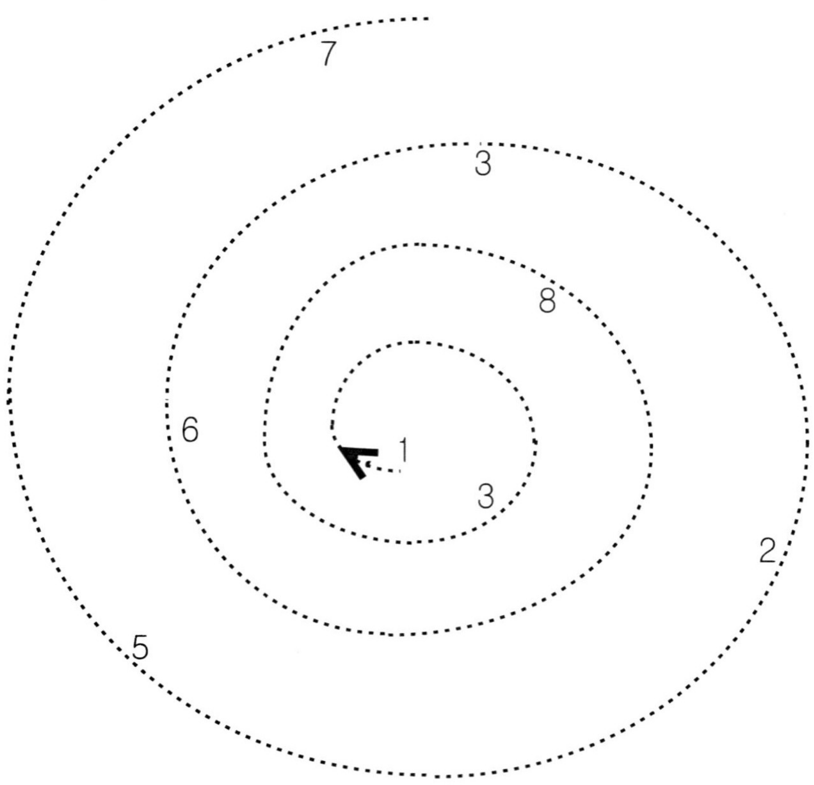

정답) 1 3 8 6 3 2 5 7

아래의 그림을 보고 퍼즐을 완성시켜보세요.

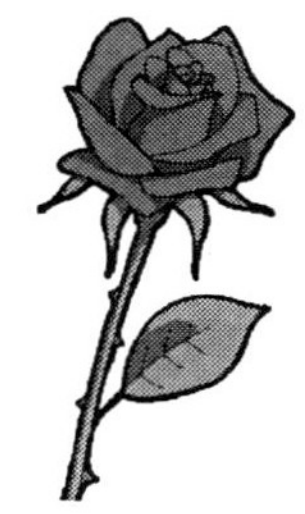
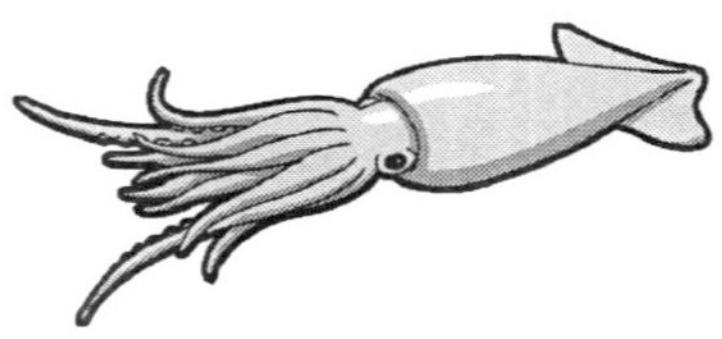
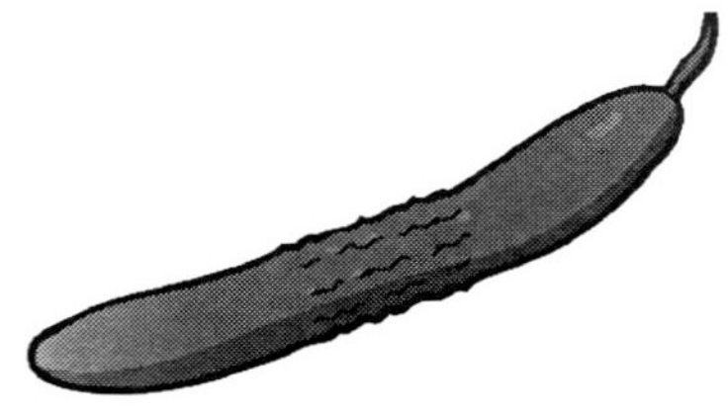
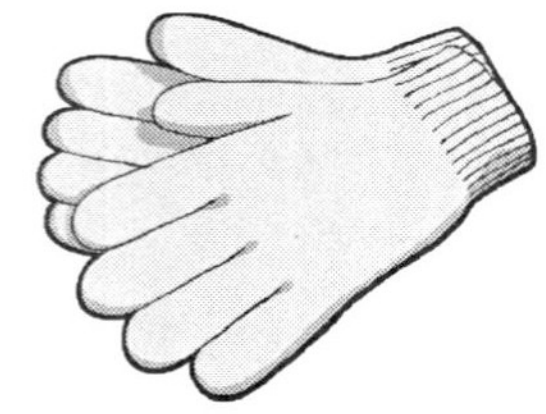

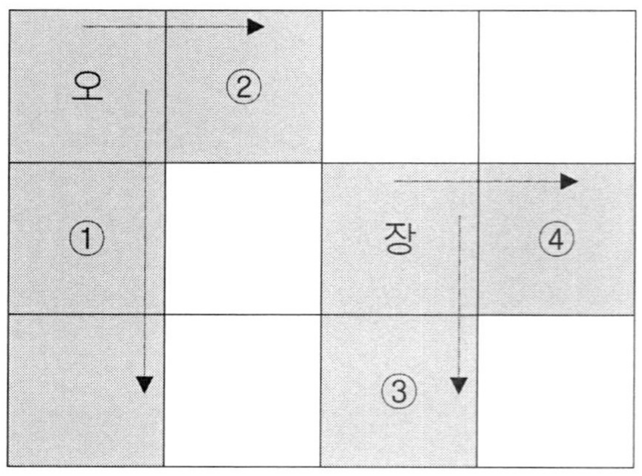

정답) ① 징어 / ② 이 / ③ 갑 / ④ 미

돼지가 집으로 가려고 해요. 집으로 가는 길에 맛있는 과일들이 있네요. 과일을 맛있게 먹으면서 집으로 가세요. 하지만 돌멩이와 나무 같은 장애물은 지나갈 수 없어요. (주의! 벽에 선이 닿지 않도록 하세요.)

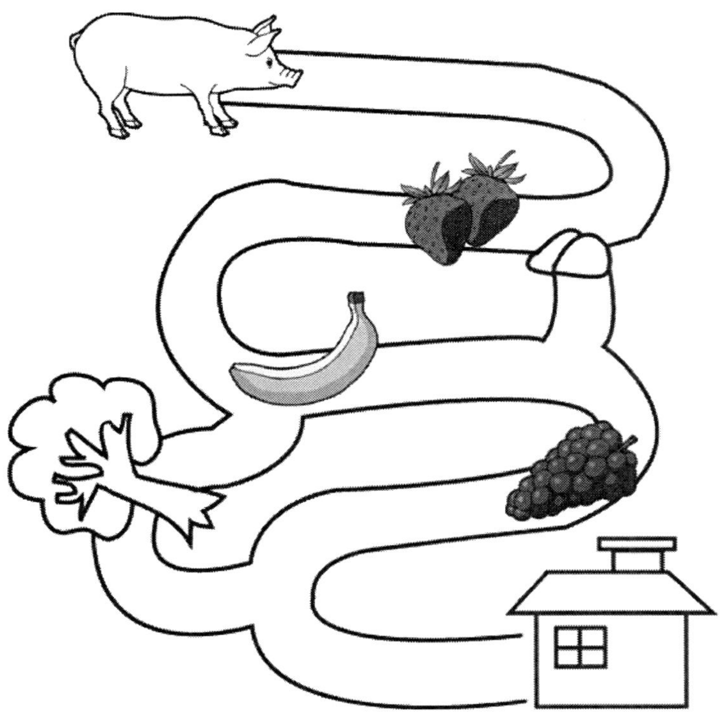

집으로 오는 길에 돼지가 먹은 과일은 무엇이었나요?

정답) 딸기, 바나나, 포도

왼쪽에 1, 2, 3 숫자와 연결된 선을 차례대로 따라가 보면, 글자를 만나게 됩니다.
어떤 단어가 완성되는지 한번 맞춰 보세요.

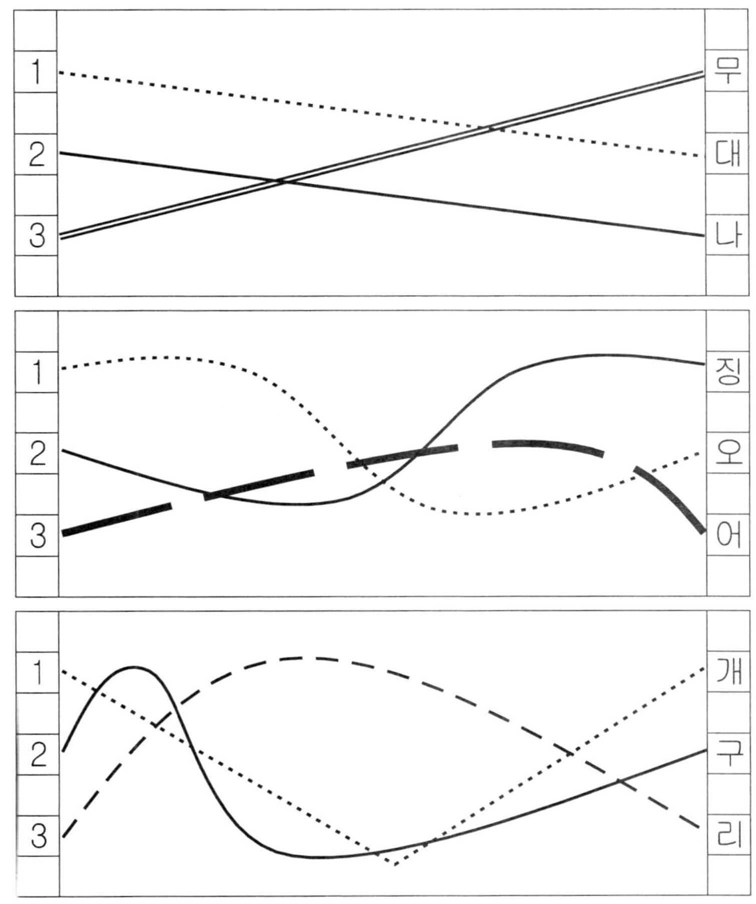

정답) 대나무, 오징어, 개구리

다음 겹쳐진 글자가 있습니다. 서로 맞는 글자에 줄을 그어보세요.

탁자 •	탁자 망치	• 망치
의자 •	의자 우산	• 우산
지게 •	지게 우물	• 우물
온도계 •	온도계 벽시계	• 벽시계
타자기 •	타자기 전화기	• 전화기

다음 사진을 보고 이야기를 해보세요.

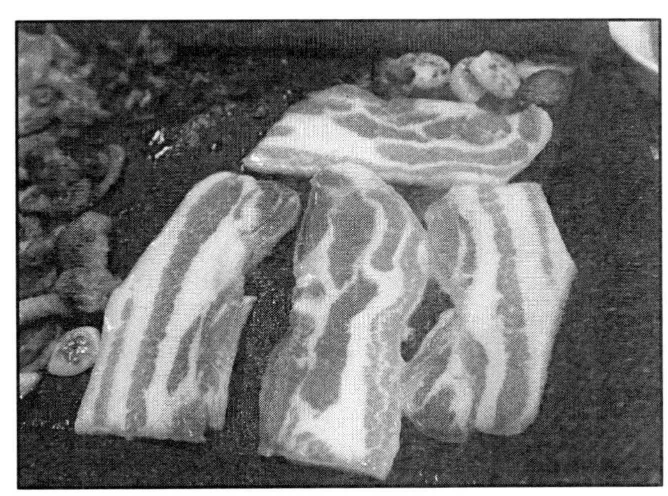

1. 이것이 무엇인지 설명해보세요.

2. 이것과 관련하여 떠오르는 추억을 이야기해보세요.

3. 최근에 이것을 먹어본 적이 있습니까?
그렇다면 언제, 누구와 함께였습니까?

아래의 속담과 그림을 알맞게 연결해보세요.

바늘도둑 소도둑 된다.	우물 안의 개구리	아기 싸움 어른 싸움 된다.
•	•	•
•	•	•

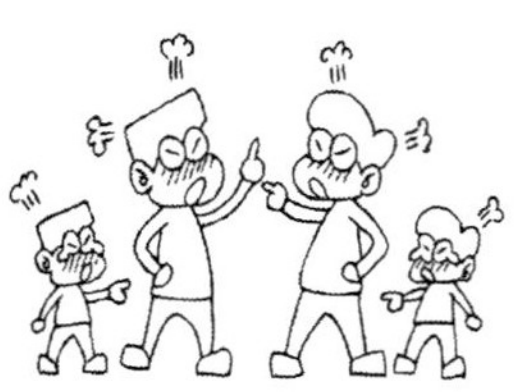
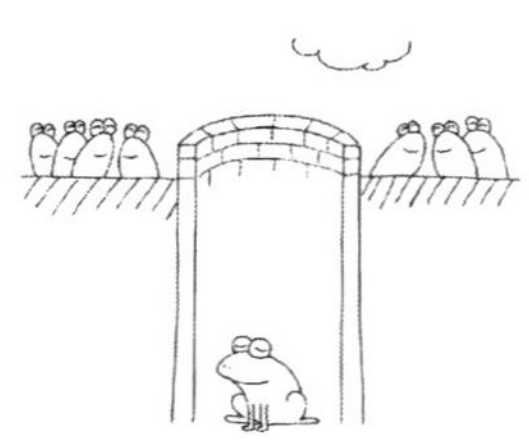
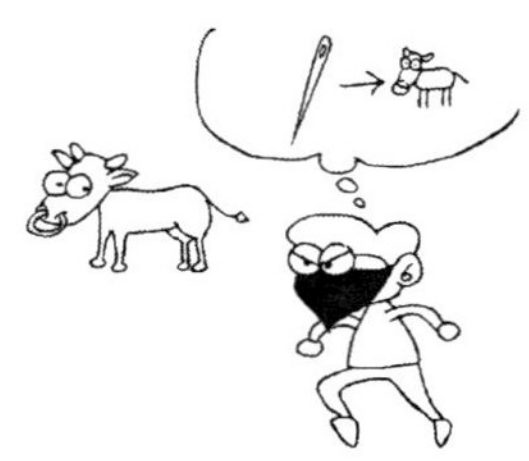

2부터 눈으로 점선을 따라가 보세요. 어떤 숫자가 완성되나요?

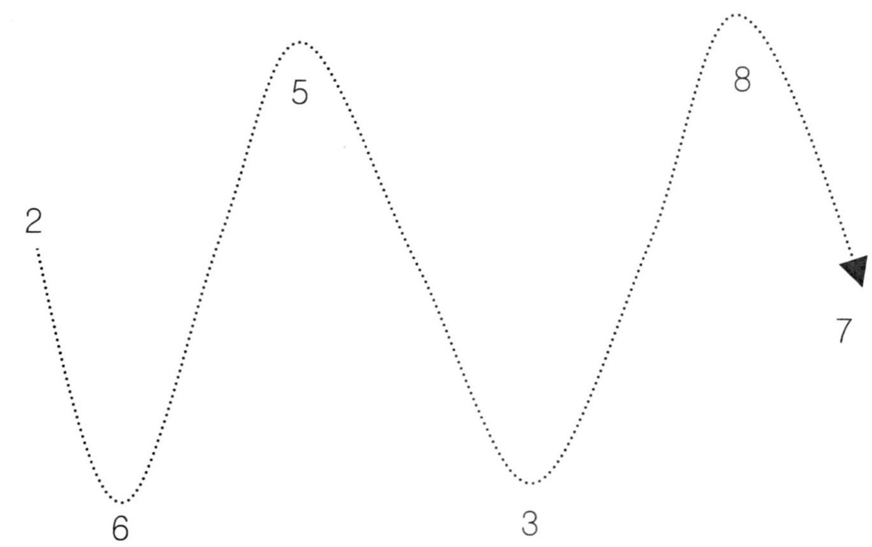

정답) 2 6 5 3 8 7

왼쪽 그림을 오른쪽 빈 공간에 똑같이 그려 보세요.
최대한 비슷하게 그릴 수 있도록 노력해 보세요.

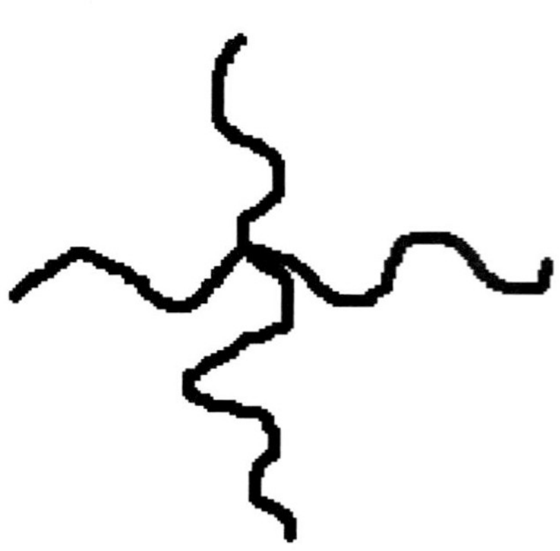

아래의 그림을 보고 퍼즐을 완성시켜보세요.

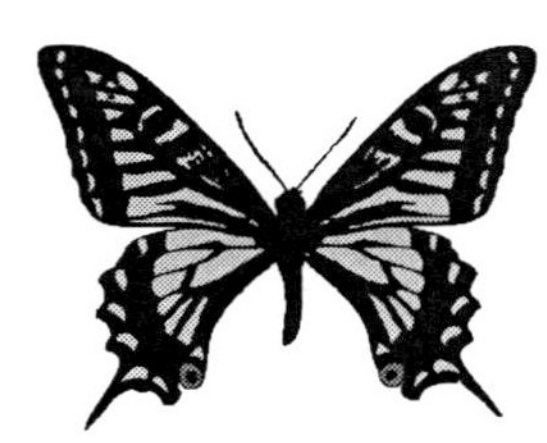
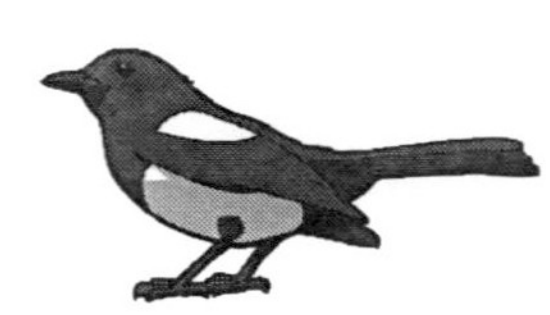
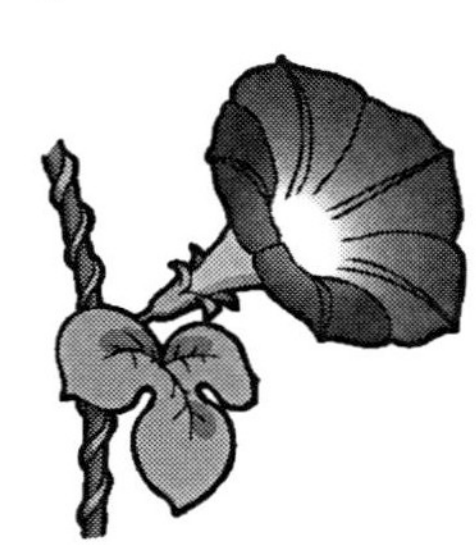
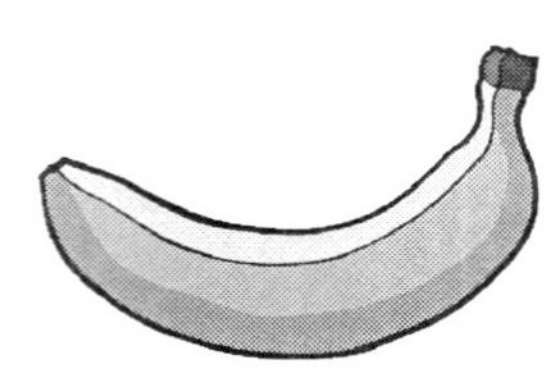

바			까
①	비		④
②	팔	③	

정답) ① 나 / ② 나 / ③ 꽃 / ④ 치

왼쪽에 1, 2, 3 숫자와 연결된 선을 차례대로 따라가 보면, 글자를 만나게 됩니다.
어떤 단어가 완성되는지 한번 맞춰 보세요.

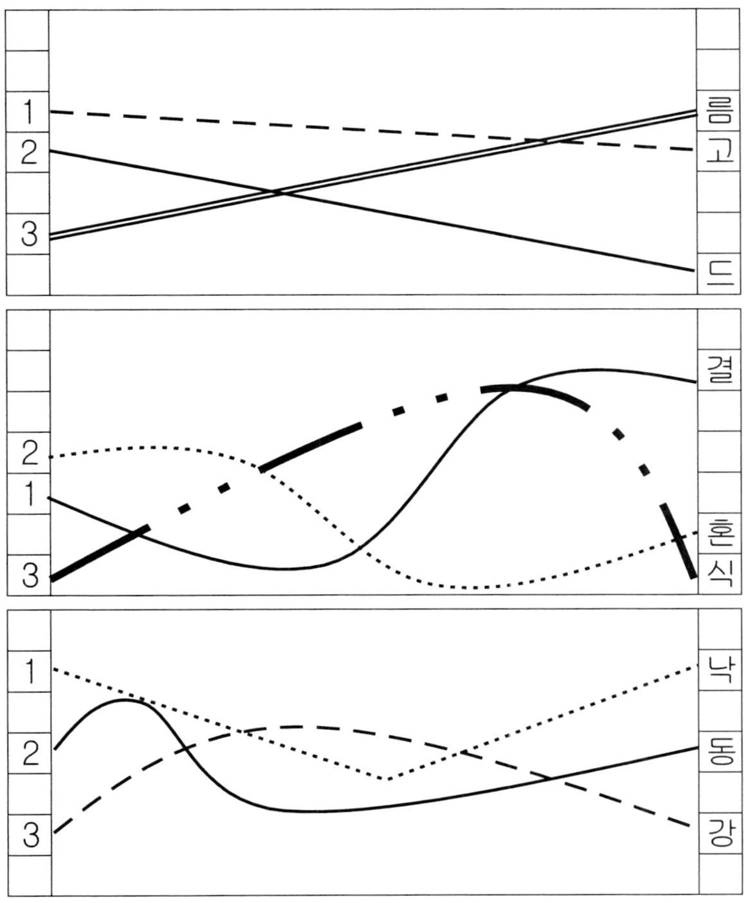

정답) 고드름, 결혼식, 낙동강

다음 겹쳐진 글자가 있습니다. 서로 맞는 글자에 줄을 그어보세요.

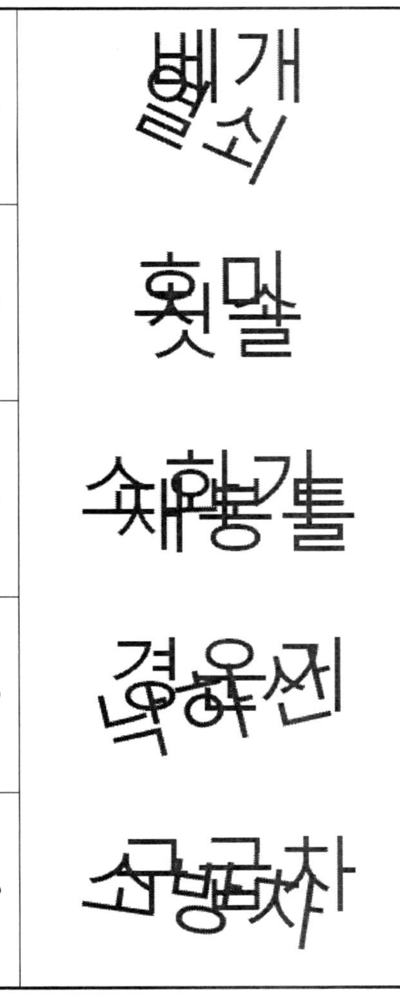

열쇠 •		• 베개
호미 •		• 칫솔
소화기 •		• 재봉틀
낙하산 •		• 경운기
소방차 •		• 구급차

다음 사진을 보고 이야기를 해보세요.

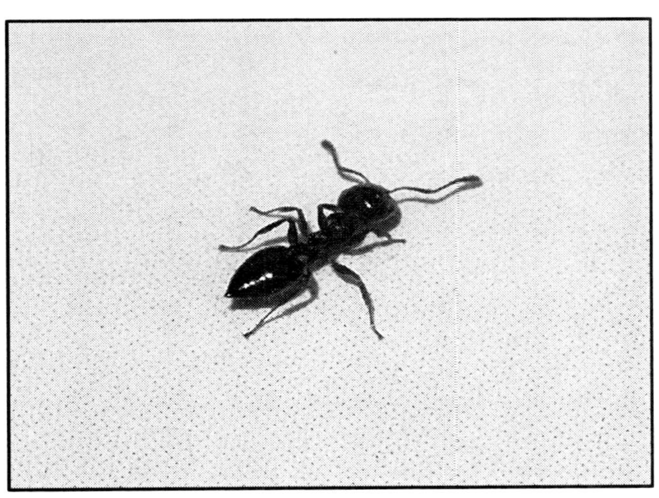

1. 이것이 무엇인지 설명해보세요.

2. 이것은 주로 어디에서 볼 수 있나요?

3. 이것과 관련하여 떠오르는 추억을 이야기해보세요.

아래의 속담과 그림을 알맞게 연결해보세요.

깨진 독에 물 붓기 • 땅 짚고 헤엄치기 • 작은 고추가 맵다 •

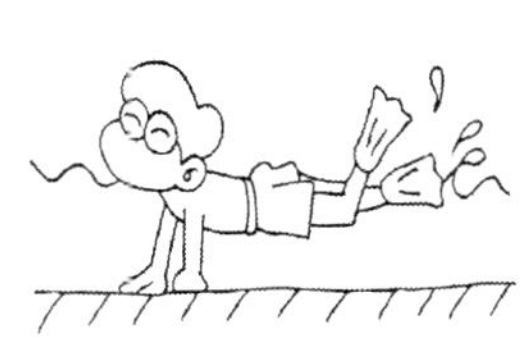
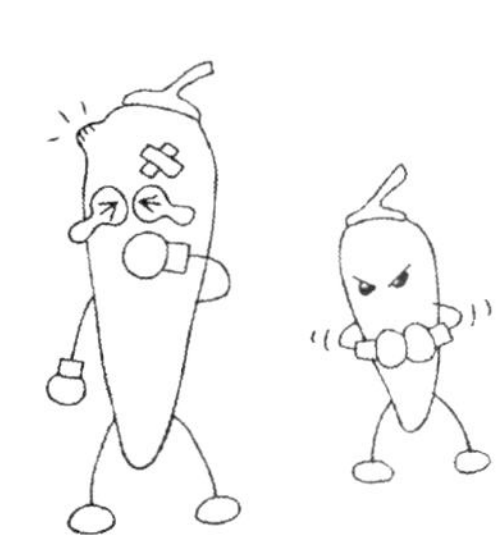
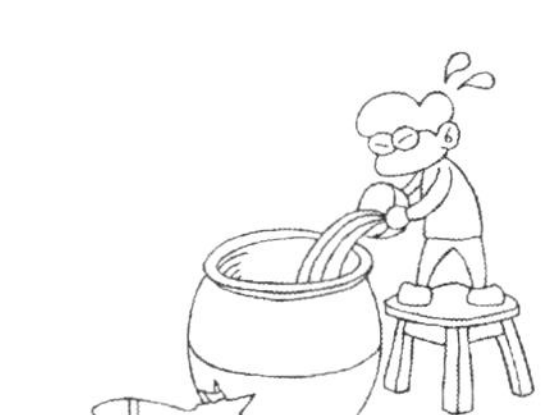

1부터 눈으로 점선을 따라가 보세요. 어떤 숫자가 완성되어지나요?

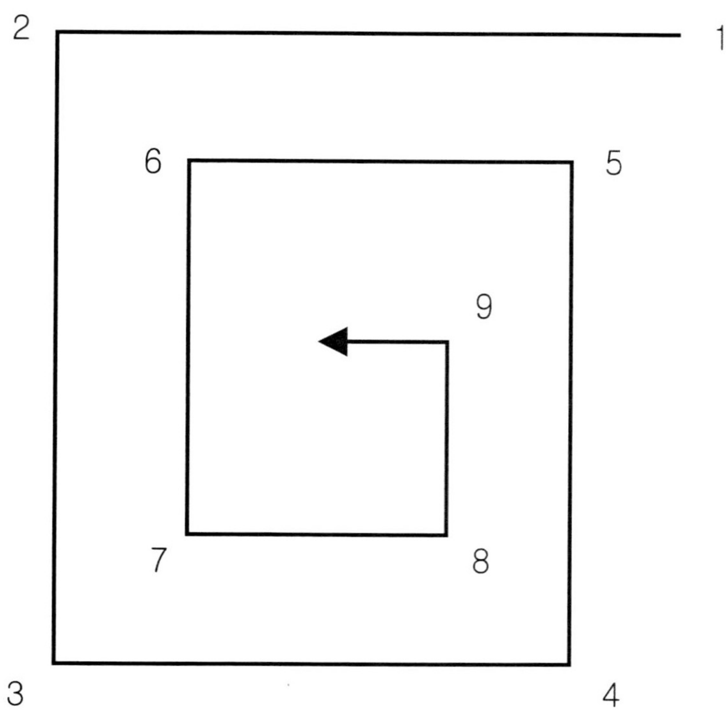

정답) 1 2 3 4 5 6 7 8 9

왼쪽 그림을 오른쪽 빈 공간에 똑같이 그려 보세요.
최대한 비슷하게 그릴 수 있도록 노력해 보세요.

1				
		2		
	3			
			4	
5				6

	3			

		□		
	△			
				△
	□		○	

아래의 그림을 보고 퍼즐을 완성시켜보세요.

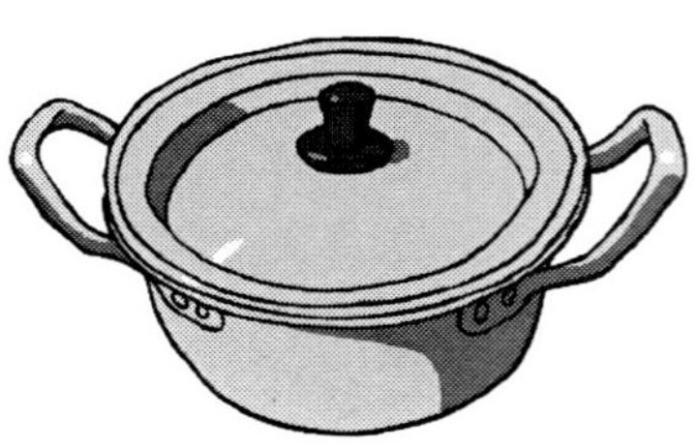
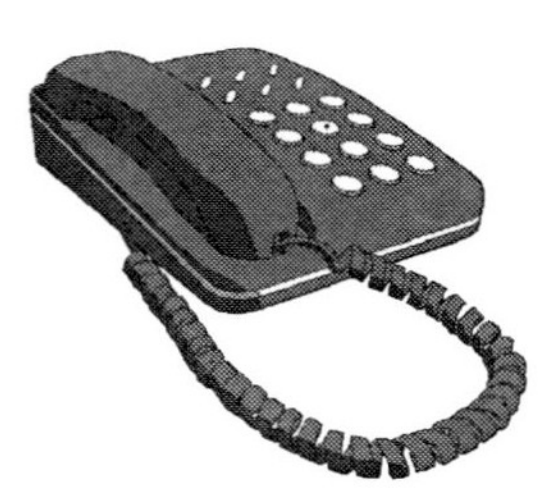
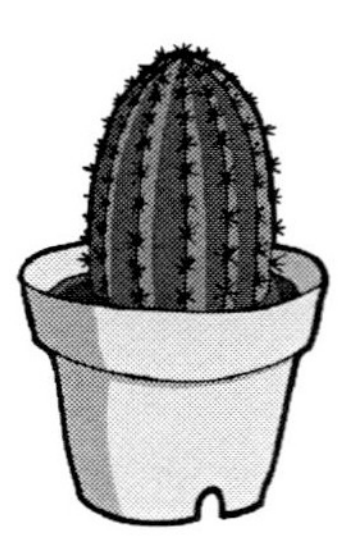
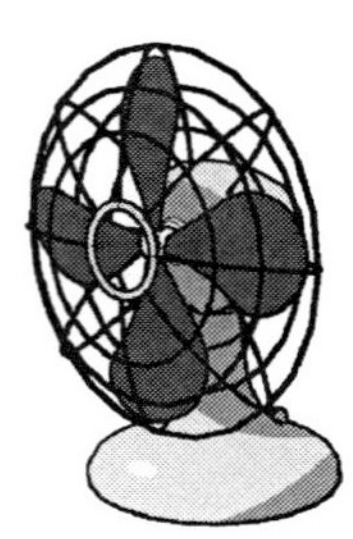

①	비		②
④	인	장	풍
	전	③	기

정답) ① 냄 / ② 선 / ③ 화 / ④ 선

비틀비틀 자전거로 물건을 사러 갑니다. 가는 길에 여러 가지 물건들이 길 옆에 있네요. 상점까지 줄을 그으며 가 봅시다.(주의! 벽에 선이 닿지 않도록 하세요.)

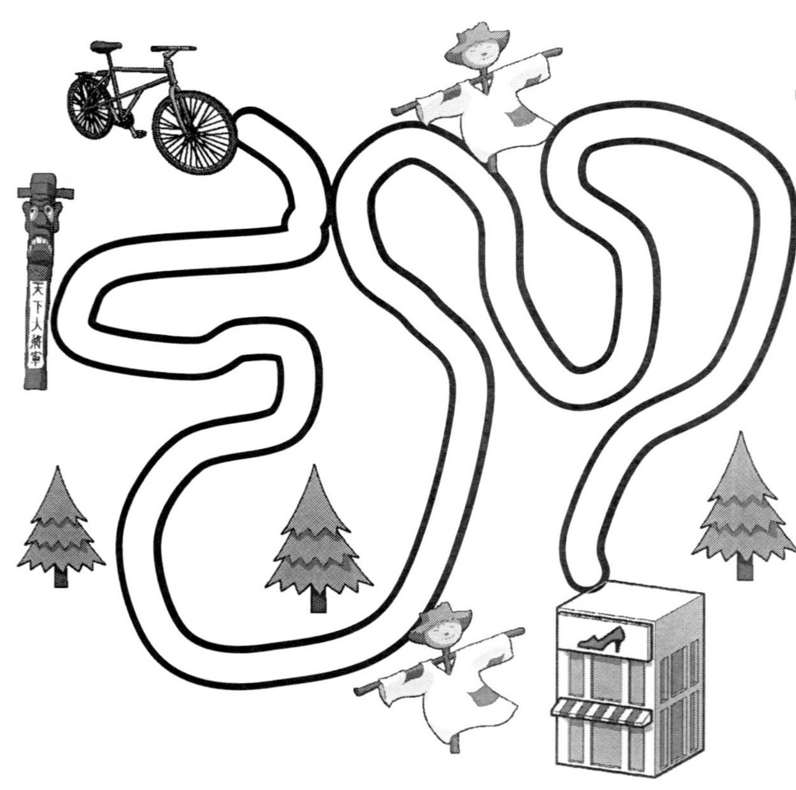

상점까지 가는 길에 본 것은 무엇이었나요?

정답) 나무, 장승, 허수아비

인지훈련 프로그램

_______년 _____월 _____일

글자 두 개를 선으로 연결시켜 한 단어를 만들어 보세요. 어떤 단어가 있었는지 기억해보세요.

강	날	고	전
•	•	•	•
•	•	•	•
산	개	래	화

정답) 강산, 날개, 고래, 전화

다음 사진을 보고 이야기를 해보세요.

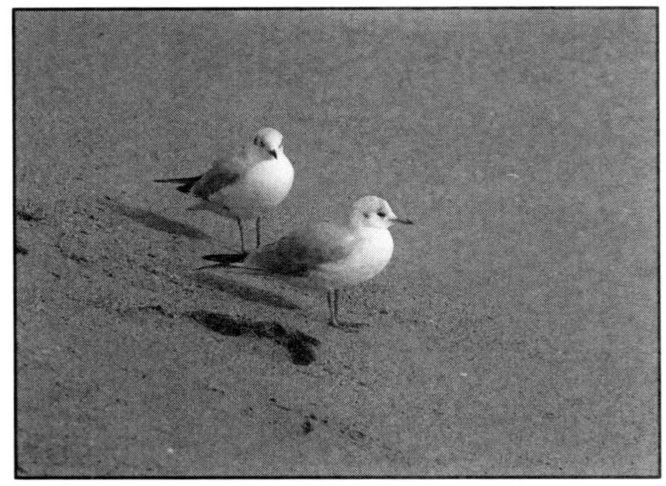

1. 이것이 무엇인지 설명해보세요.

2. 이것은 주로 어디에서 볼 수 있나요?

3. 이것과 관련하여 떠오르는 추억을 이야기해보세요.

아래의 속담과 그림을 알맞게 연결해보세요.

누워서 침 뱉기	사공이 많으면 배가 산으로 간다	닭 먹고 오리발 내민다
•	•	•
•	•	•
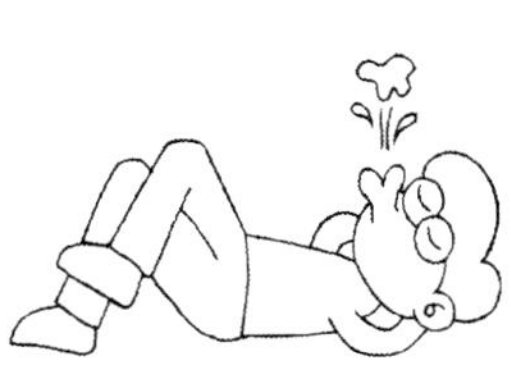	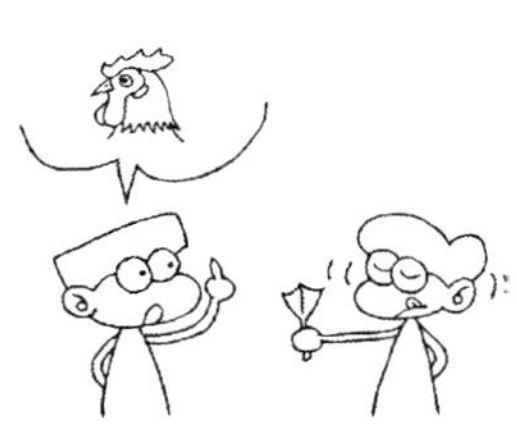	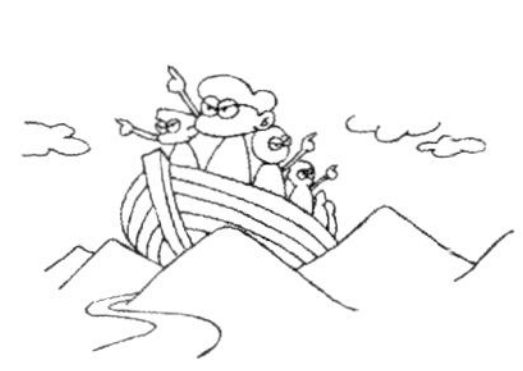

1부터 눈으로 점선을 따라가 보세요. 어떤 숫자가 완성되나요?

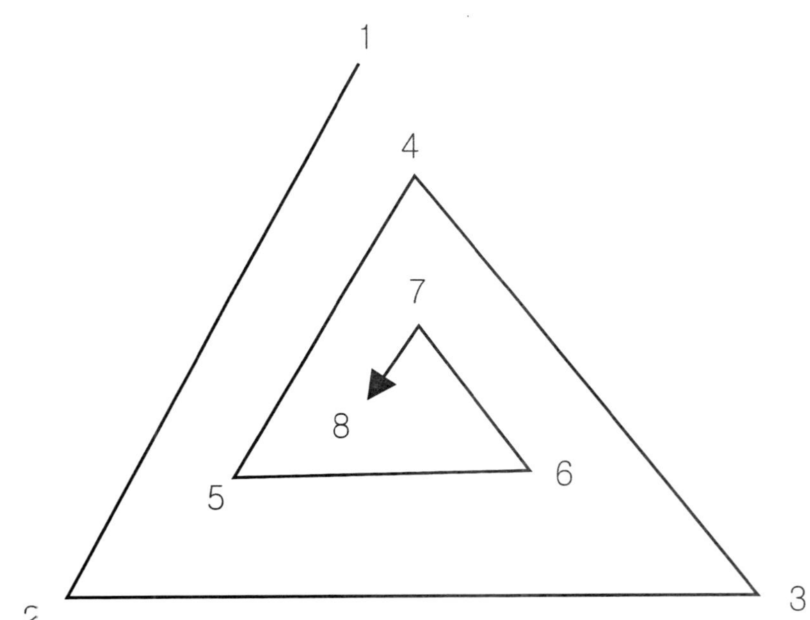

정답) 1 2 3 4 5 6 7 8

왼쪽 그림을 오른쪽 빈 공간에 똑같이 그려 보세요.
최대한 비슷하게 그릴 수 있도록 노력해 보세요.

	동			
			방	
예				
		의		지
	국			

		의		

				○
△				
		□		
			△	
□				

아래의 그림을 보고 퍼즐을 완성시켜보세요.

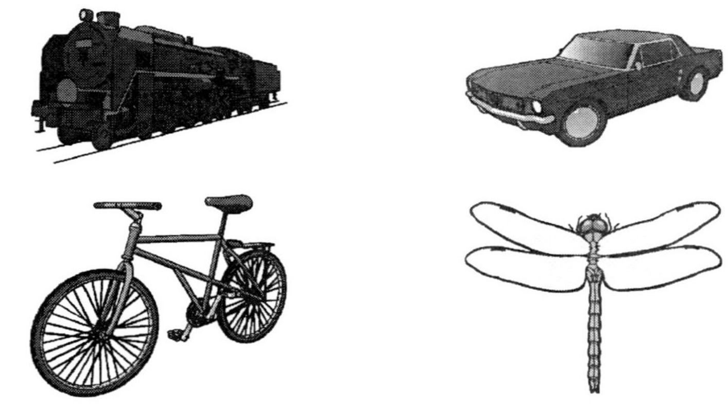

자	②	차	잠
전		③	자
①			④

정답) ① 거 / ② 동 / ③ 기 / ④ 리

덜커덩 덜커덩 트럭을 타고 물건을 배달갑니다. 가는 길에 여러 가지 운송기구들이 있네요. 상점까지 줄을 그으며 가 봅시다.(주의! 벽에 선이 닿지 않도록 하세요.)

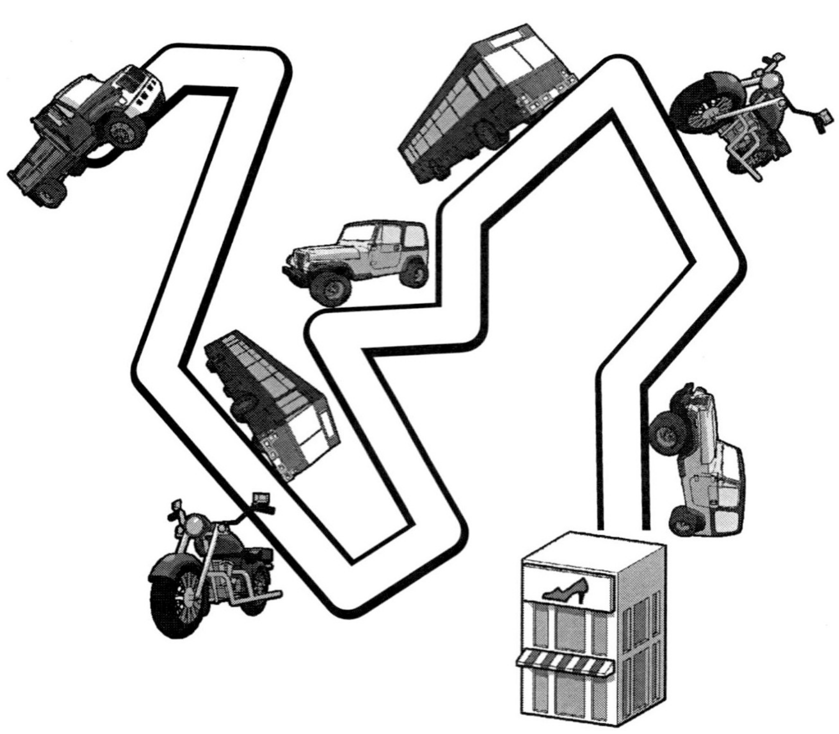

상점까지 가는 길에 본 것은 무엇이었나요?

정답) 버스, 오토바이, 짚차

왼쪽에 1, 2, 3 숫자와 연결된 선을 차례대로 따라가 보면, 글자를 만나게 됩니다.
어떤 단어가 완성되는지 한번 맞춰 보세요.

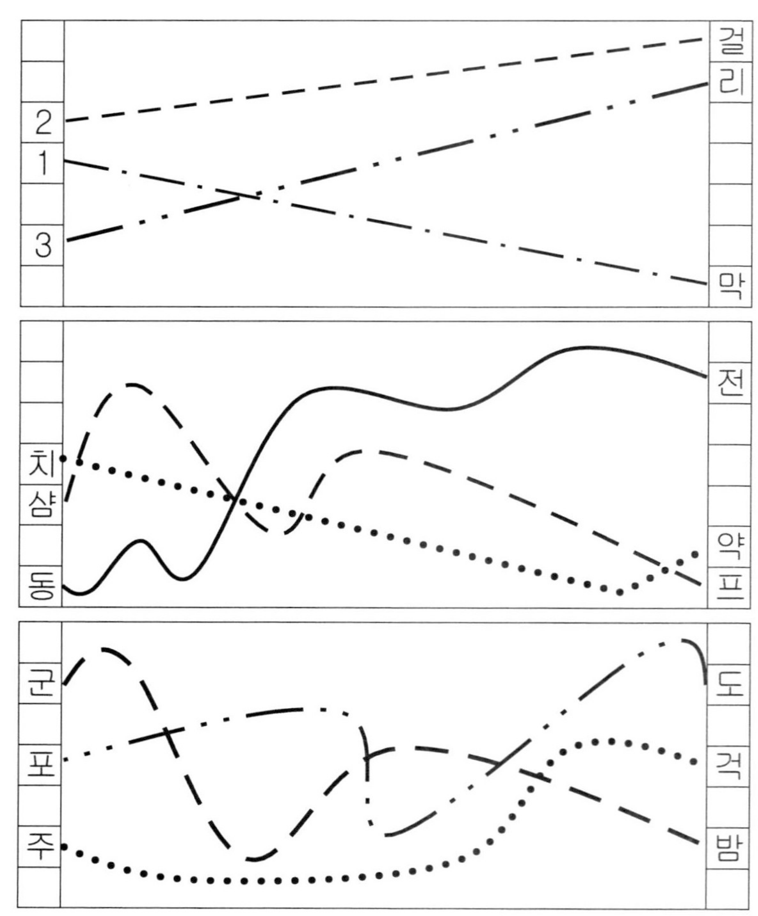

정답) 막걸리, 치약, 샴프, 동전, 군밤, 포도, 주걱

인지훈련 프로그램

_______년 _____월 _____일

보기의 그림을 잘 보고 빠져있는 조각과 같은 것을 골라 그림을 완성시켜보세요.

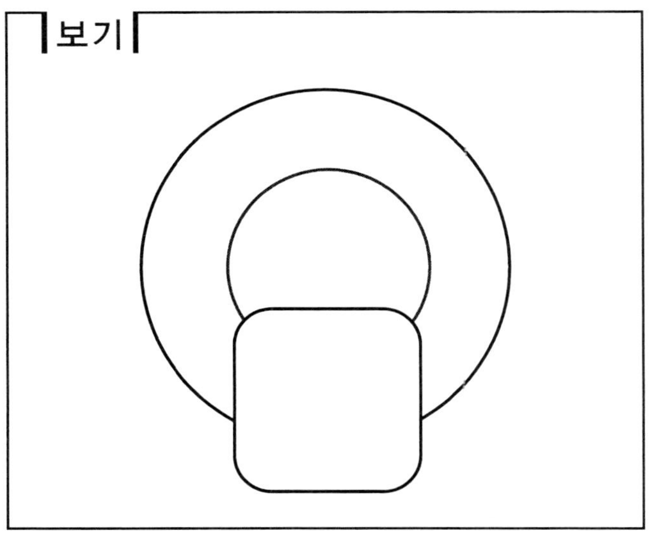

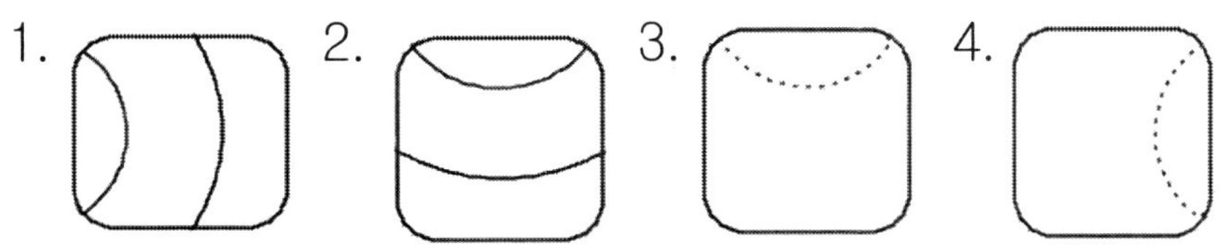

정답) 2

아래의 속담과 그림을 알맞게 연결해보세요.

꿩 먹고 알 먹고	뒤로 넘어져도 코 깨진다	검은 머리 파뿌리 되도록

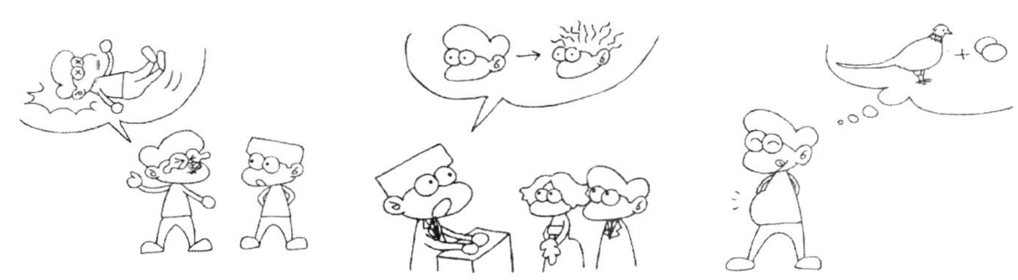

아래의 태극기 그림을 똑같이 따라 그려 보세요.

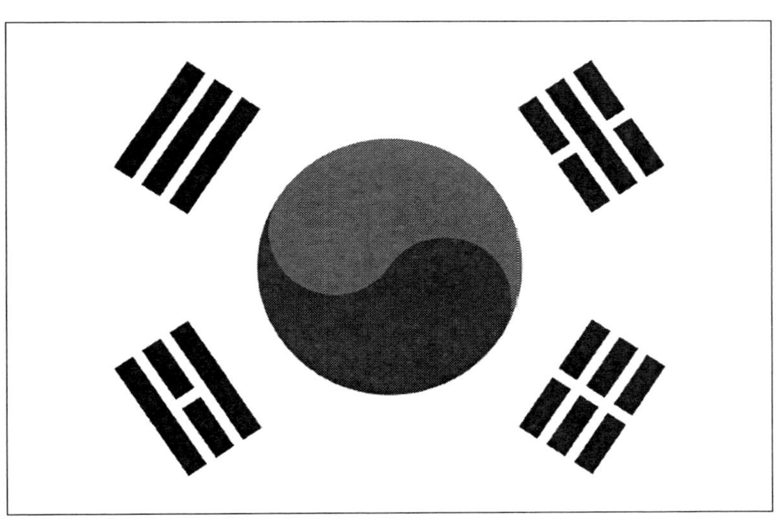

위쪽 그림을 아래 빈 공간에 똑같이 그려 보세요.
최대한 비슷하게 그릴 수 있도록 노력해 보세요.

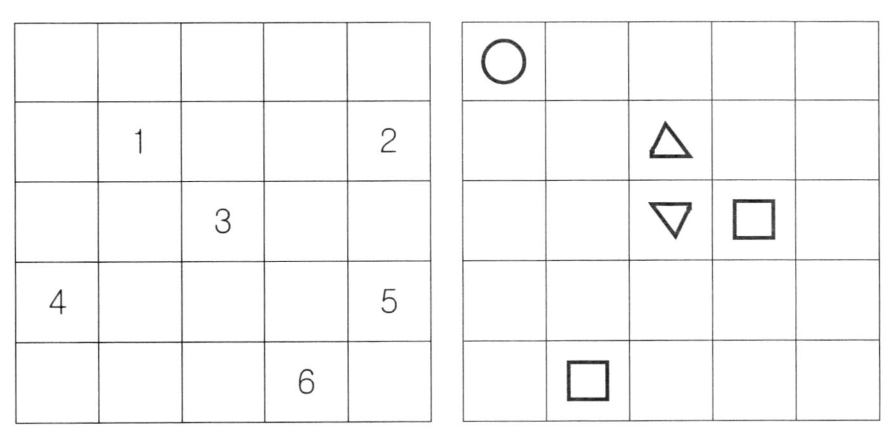

아래의 그림을 보고 퍼즐을 완성시켜보세요

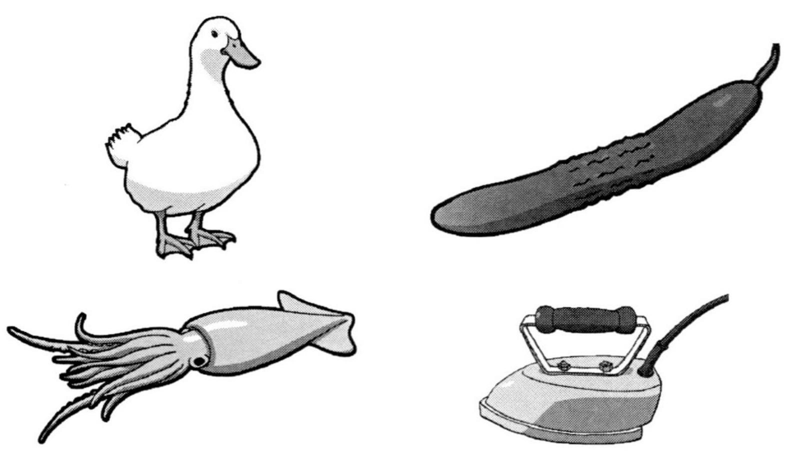

① →	리	오	다
징		③ ↓	리
② ↓			④ ↓

정답) ① 오 / ② 어 / ③ 이 / ④ 미

원시인이 은행에 돈을 찾으러 갑니다. 가는 길에 비밀번호가 쓰여 있네요. 은행까지 줄을 그으며 가 봅시다.
(주의! 벽에 선이 닿지 않도록 하세요.)

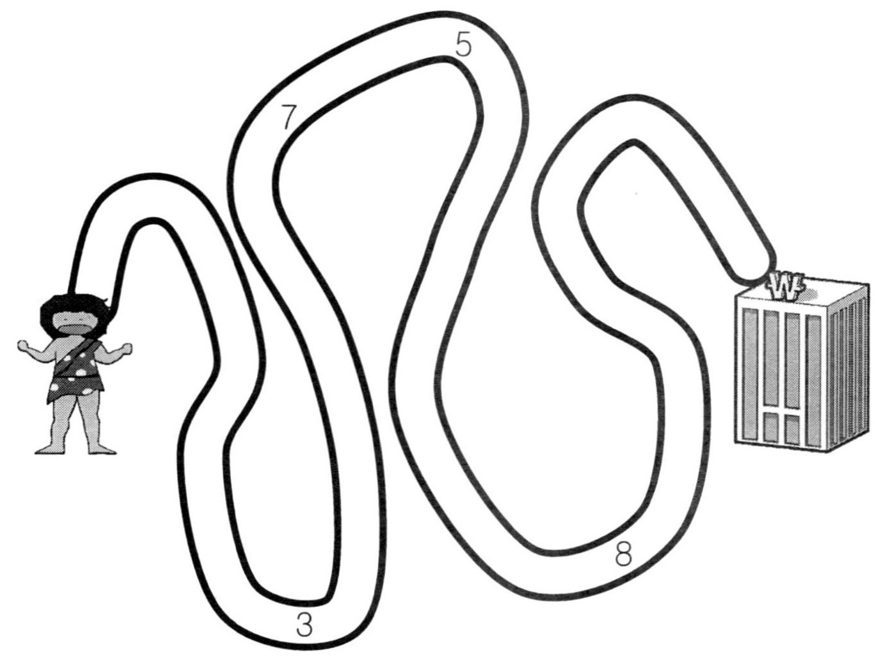

통장 비밀번호는 무엇이었나요?

정답) 3, 7, 5, 8

위쪽의 글자와 연결된 선을 차례대로 따라가 보면, 어떤 단어가 완성되는지 한번 맞춰 보세요.

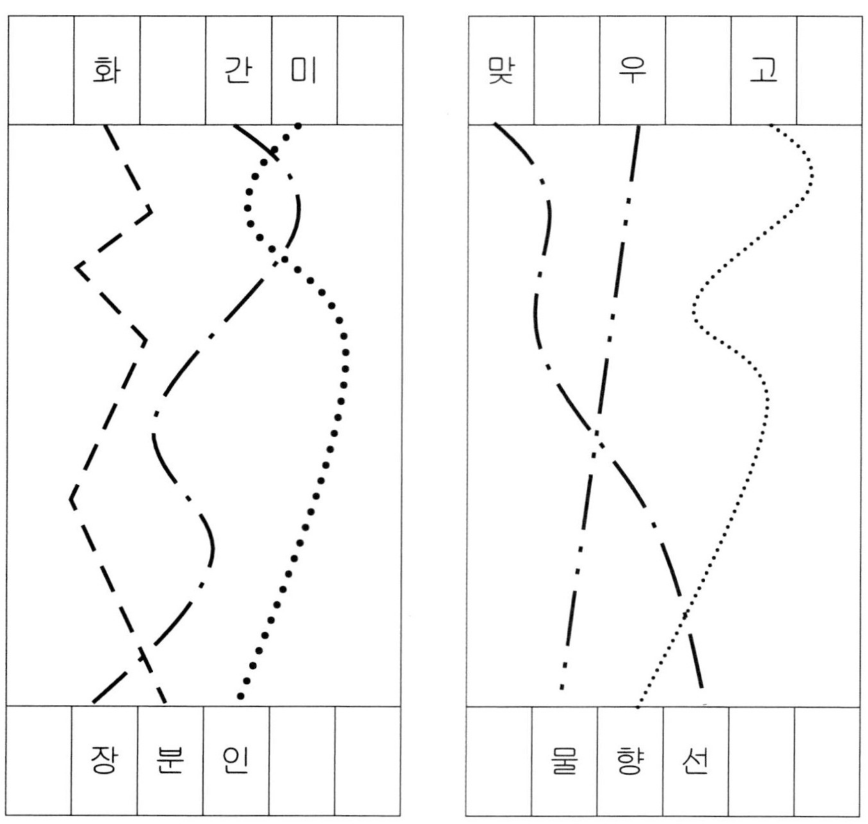

정답)·화분, 간장, 미인, 맞선, 우물, 고향

글자 두 개를 선으로 연결시켜 한 단어를 만들어 보세요. 어떤 단어가 있었는지 기억해보세요.

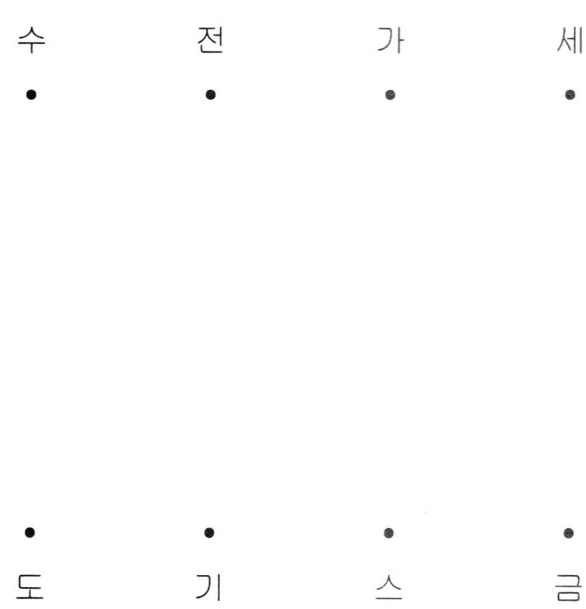

정답) 수도, 전기, 가스, 세금

인지훈련 프로그램

_____년 _____월 _____일

위쪽에 글자와 연결된 선을 차례대로 따라가 보면, 어떤 단어가 완성되는지 한번 맞춰 보세요.

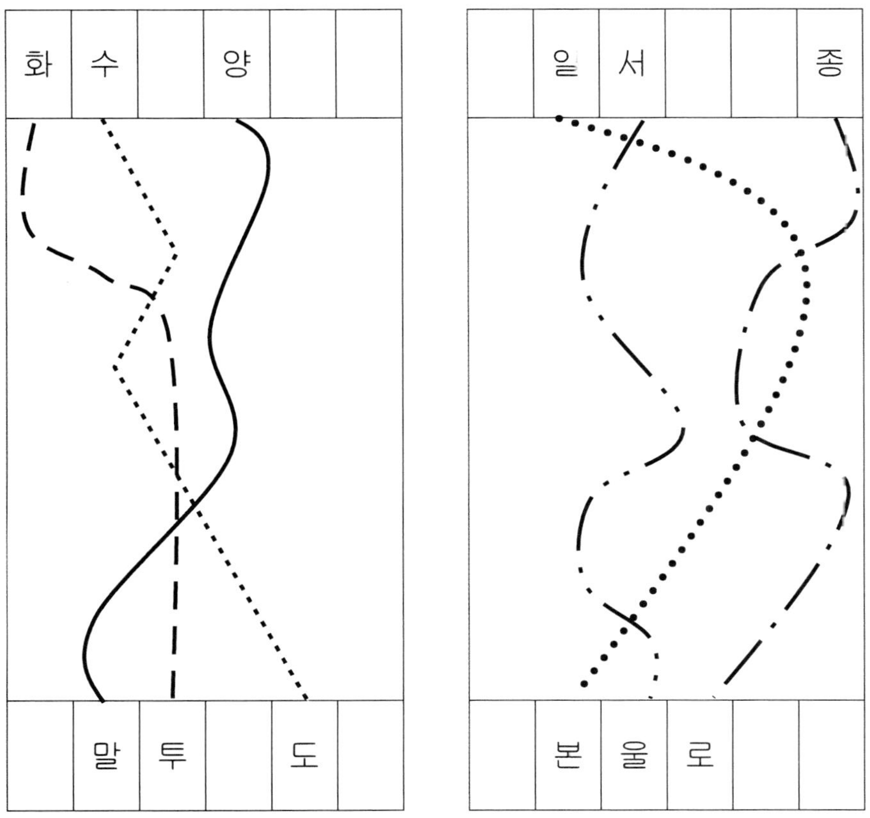

정답) 화투, 수도, 양말, 일본, 서울, 종로

같은 모양의 무늬가 나열되어 있습니다. 지워진 부분이 옆의 무늬와 같아지도록 채워 넣으세요

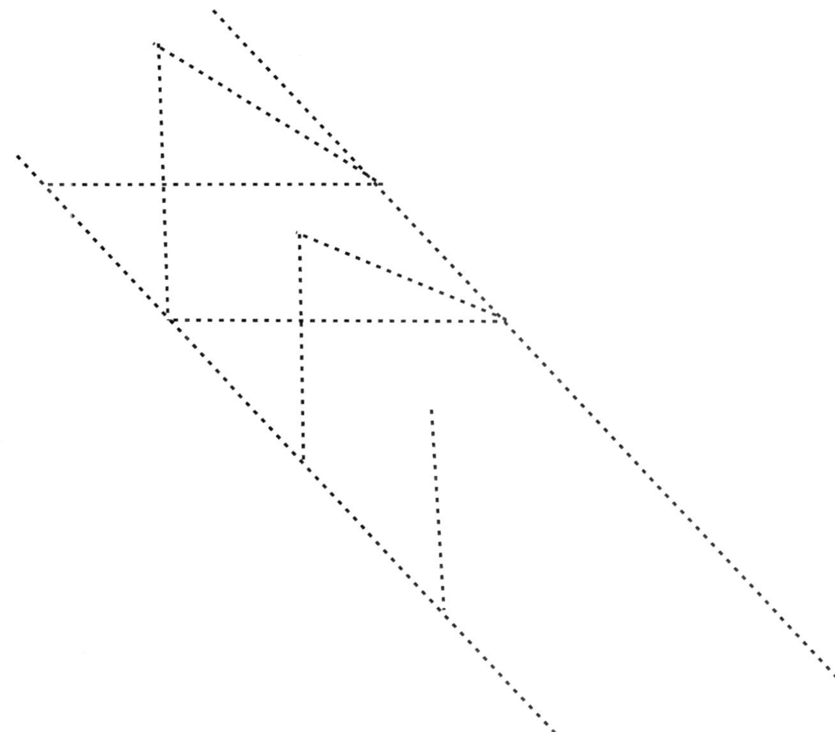

원시인이 은행에 돈을 찾으러 갑니다. 가는 길에 비밀번호가 쓰여 있네요. 은행까지 줄을 그으며 가 봅시다.
(주의! 벽에 선이 닿지 않도록 하세요.)

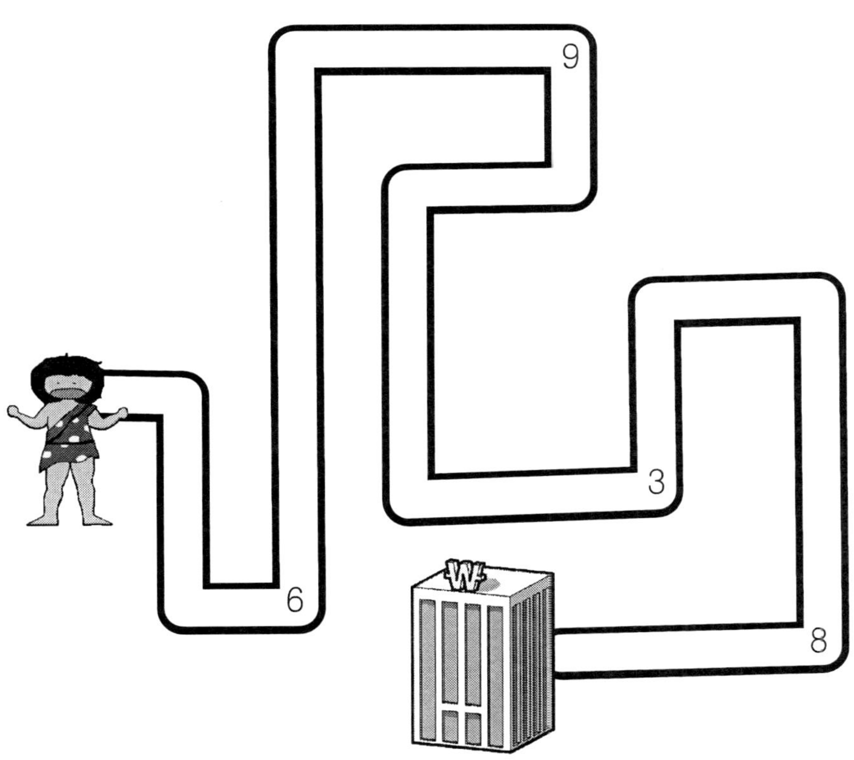

통장 비밀번호는 무엇이었나요?

정답) 6, 9, 3, 8

글자 두 개를 선으로 연결시켜 한 단어를 만들어 보세요. 어떤 단어가 있었는지 기억해보세요.

면 세 요 이

수 도 발 리

정답) 면도, 세수, 요리, 이발

아래의 그림을 똑같이 따라 그려 보세요.

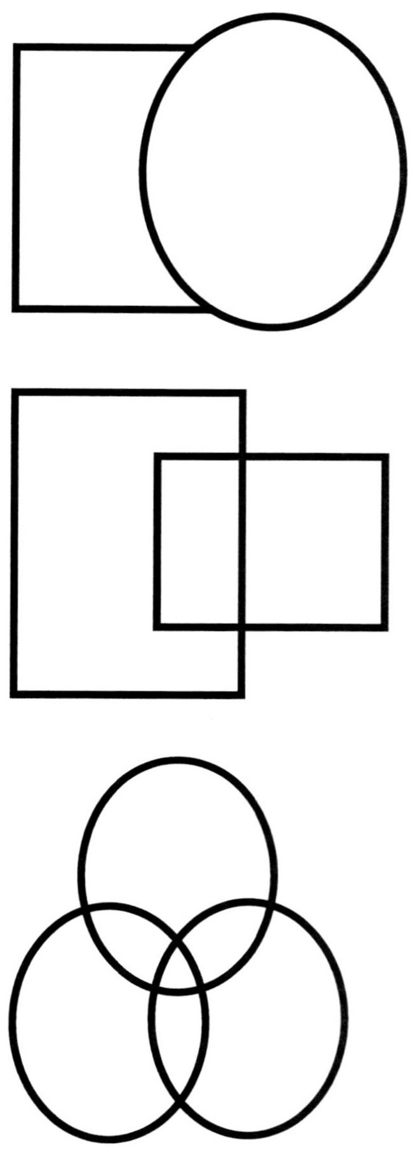

용한씨가 음식을 주문을 합니다. 벽에 걸린 메뉴가 아래와 같습니다. 잡채와 비빔국수를 시키면 얼마를 계산해야 하나요?
냉면과 계란탕을 시키고 만원을 내면 얼마를 받아야하나요?

우리강산

잡채	—	1000
계란탕	—	3000
누룽지탕	—	1500
냉면	—	1500
비빔국수	—	2000
냉국수	—	3500

정답) 3000원, 5500원

개미가 땅굴 속에 음식을 저장해 놓았네요. 펜으로 길을 따라 가면서 음식을 모아보세요.
단, 선에 닿지 않도록 주의하면서!

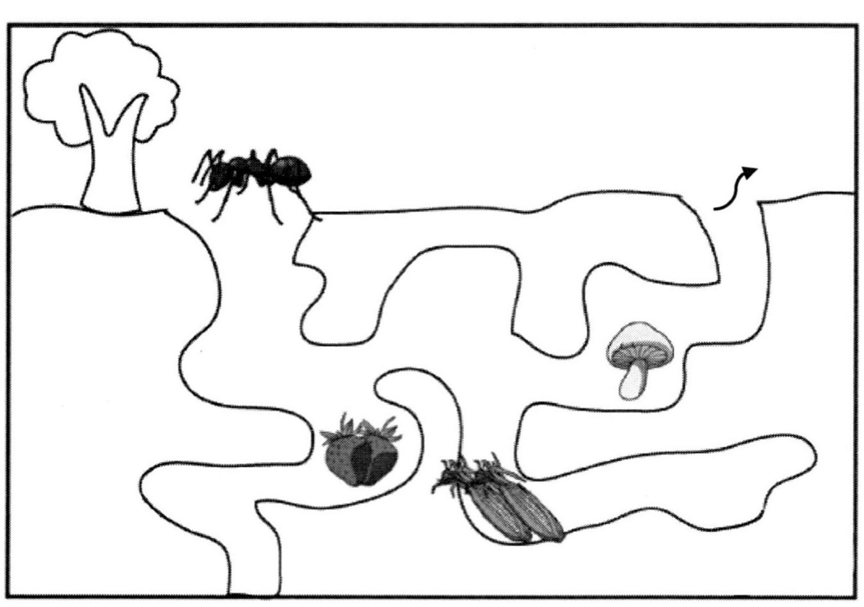

위쪽 그림을 아래 빈 공간에 똑같이 그려 보세요.
최대한 비슷하게 그릴 수 있도록 노력해 보세요.

	1			
			▽	
3	○			
		2		□

			○	
	△			
	아		□	
□			칭	

인지훈련 프로그램

_______년 _____월 _____일

1번에서 5번까지 각 동물에 숫자가 정해져 있습니다. 각 숫자에 어떤 동물이 연결되어 있는지 눈여겨보시고 각 동물에 알맞은 숫자를 적어보세요.

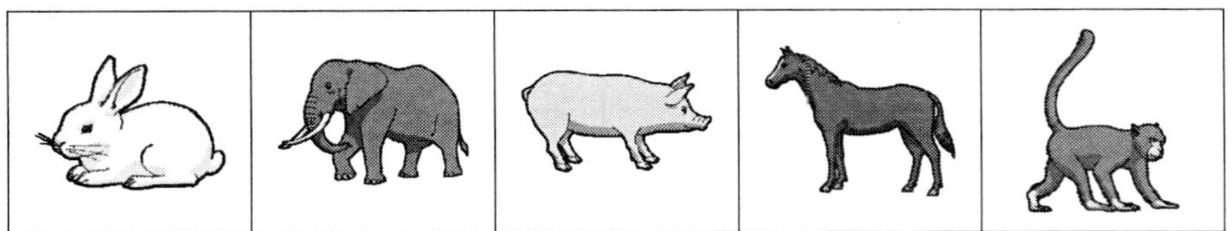

1	2	3	4	5

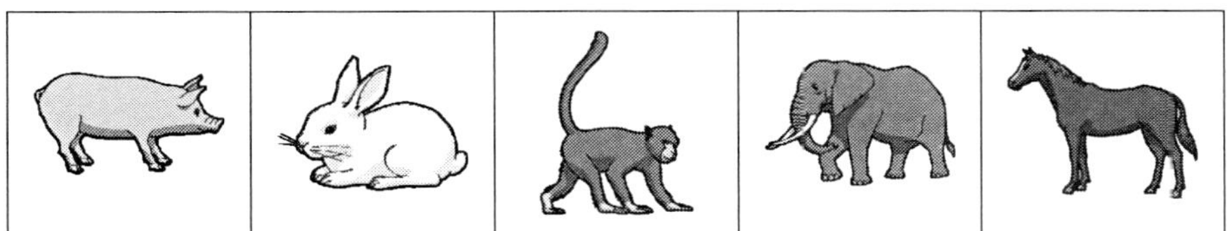

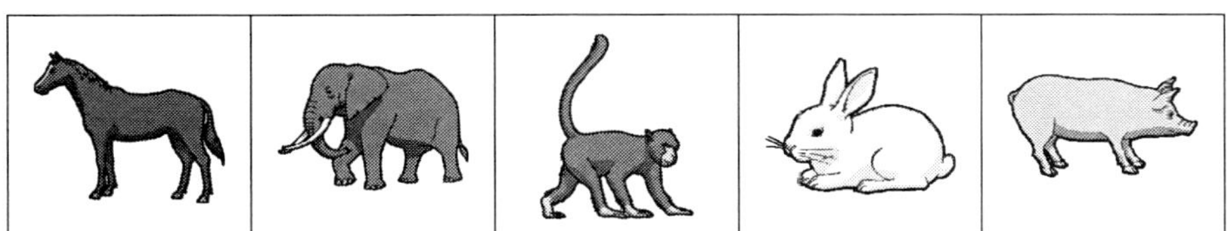

정답) A - 3, 1, 5, 2, 4 / B - 4, 2, 5, 1, 3

그림이 두 조각으로 나뉘어져 있네요. 조각을 모으면 어떤 그림이 될까요?

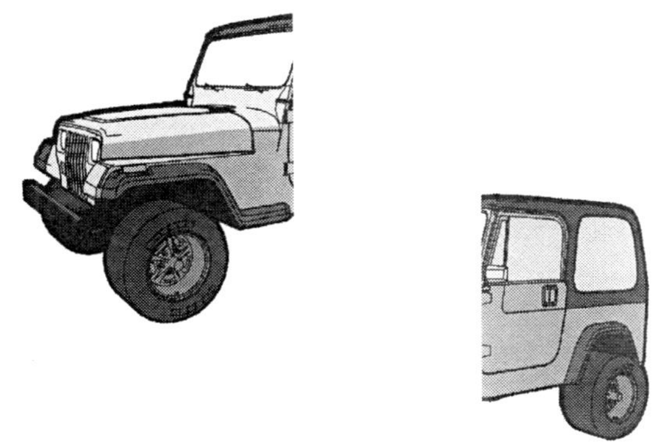

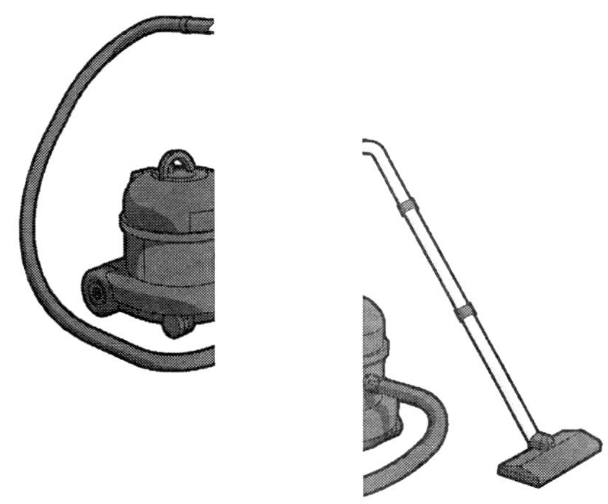

정답) 지프차, 청소기

글자 두 개를 선으로 연결시켜 한 단어를 만들어 보세요. 어떤 단어가 있었는지 기억해보세요.

버 •	• 차
전 •	• 스
택 •	• 시
기 •	• 철

정답) 버스, 전철, 기차, 택시

같은 모양의 무늬가 나열되어 있습니다. 지워진 부분이 위의 무늬와 같아지도록 채워 넣으세요.

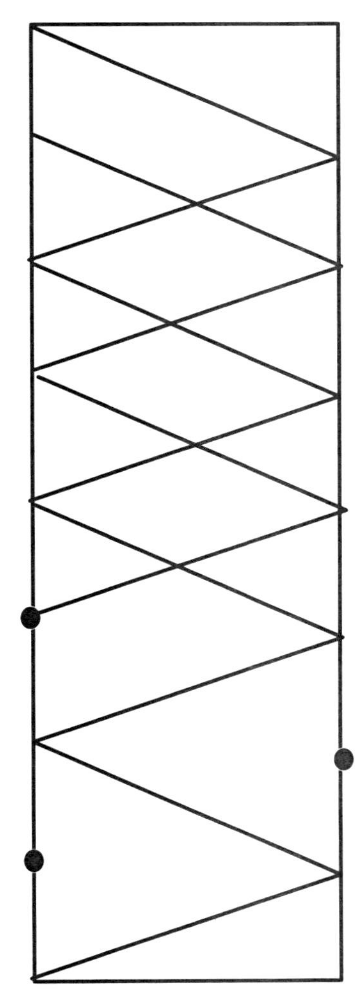

개미가 땅 굴속에 숨겨놓은 잠자리를 먹으러 들어갑니다.
연필로 줄을 그어 개미집 안으로 들어가 봅시다.
옆줄에 선이 닿지 않도록 조심하면서!

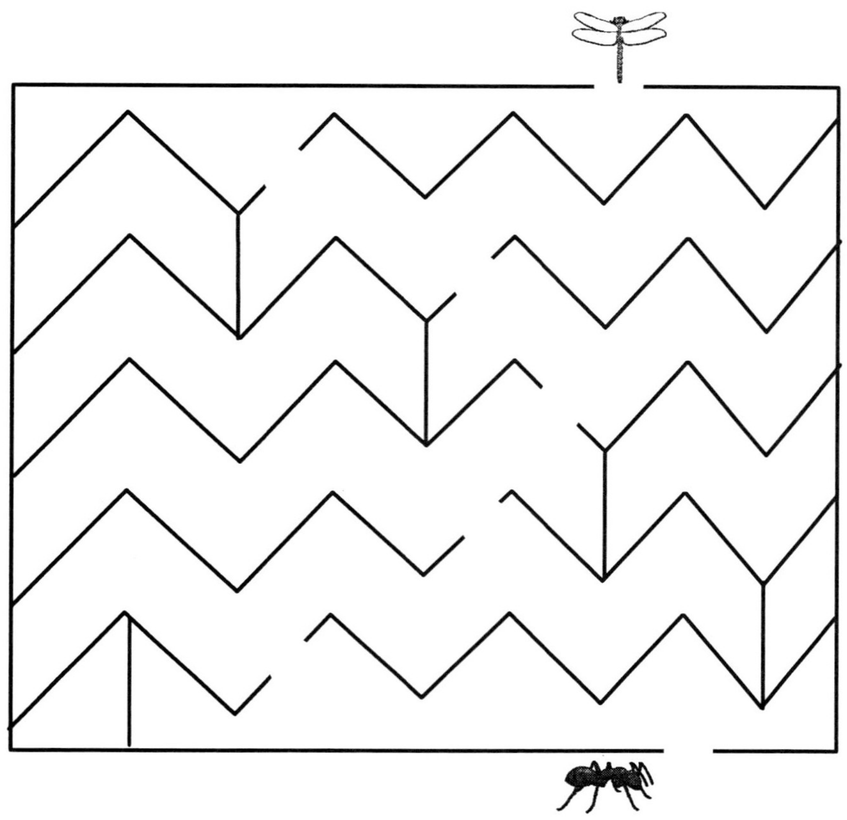

아래의 그림을 똑같이 따라 그려 보세요.

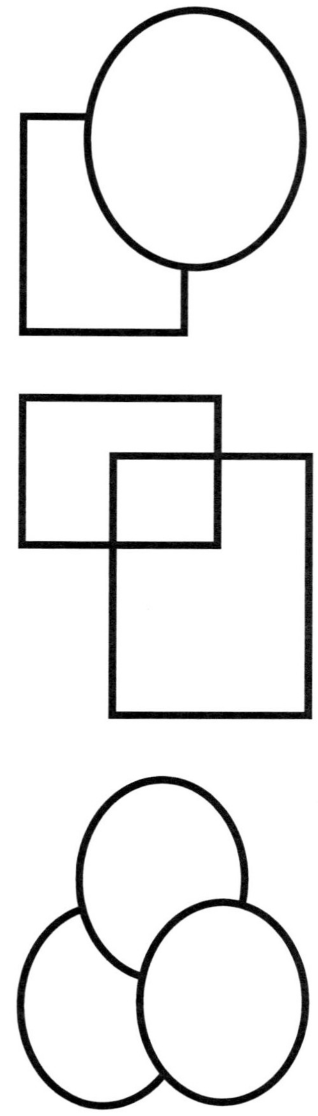

왼쪽 그림을 오른쪽 빈 공간에 똑같이 그려 보세요.
최대한 비슷하게 그릴 수 있도록 노력해 보세요.

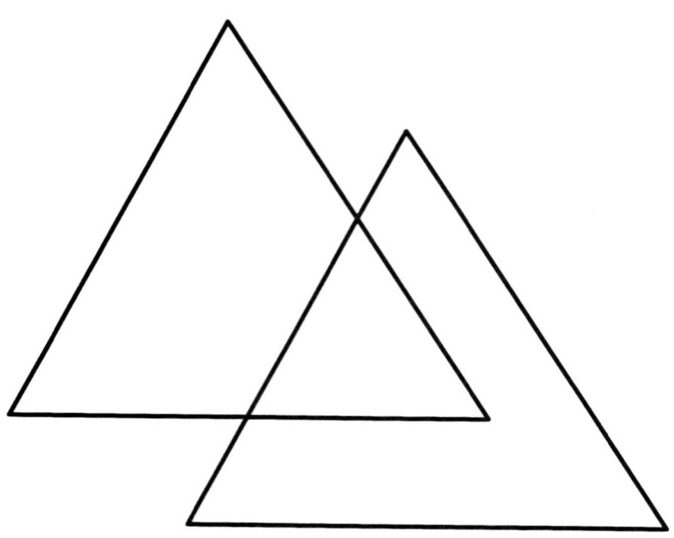

여러 가지 메뉴를 파는 식당의 차림표입니다. 일부는 1980년대 추억의 가격으로 표시되어 있습니다. 주문을 해 보세요. 적당한 가격에 맛있게 먹기 위해서는 딸랑거리는 지갑의 돈에 잘 맞추어야겠지요?

차 림 표					
한 식		중 식		일 식	
비빔밥	4,000원	자장면	600원	회 (대)	70,000원
한정식	7,500원	짬뽕	800원	(중)	50,000원
불고기백반	5,000원	탕수육	2,000원	(소)	30,000원
꽁보리밥	3,500원	깐풍기	2,500원	복국	8,000원
찌개, 탕		주 류			
김치찌개	500원	막걸리	650원	맥주	850원
매운탕	600원	소주	1,000원	정종	3,000원
안 주 류					
두루치기	500원	골뱅이 무침	100원	파전	40원
생선구이	20원	아구찜	200원	감자탕	150원

1. 점심 때 비빔밥과 김치찌개를 시켜먹으면 얼마를 지불해야 하나요?

2. 저녁 때 불고기 백반과 두루치기를 시켜서 먹고 만원을 내면 얼마를 돌려받아야 하나요?

정답) 1. 4,500원 / 2. 4,500원

인지훈련 프로그램

____년 ____월 ____일

그림이 두 조각으로 나뉘어져 있네요. 조각을 모으면 어떤 그림이 될까요?

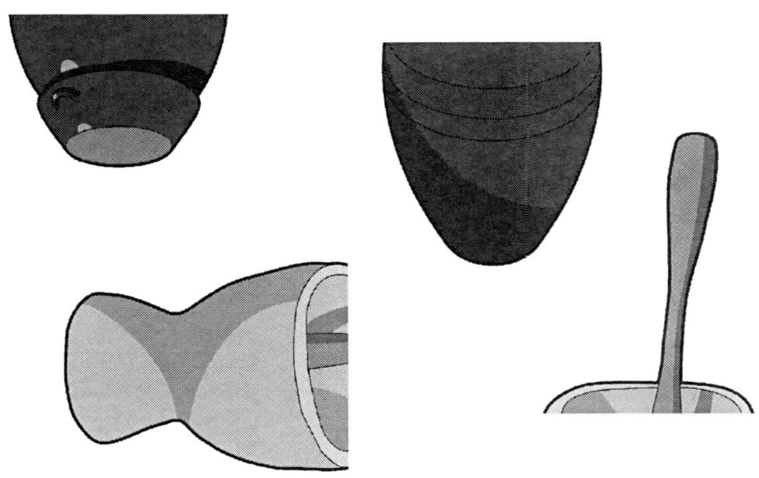

정답) 장독, 절구

글자 두 개를 선으로 연결시켜 한 단어를 만들어 보세요. 어떤 단어가 있었는지 기억해보세요.

서	부	평	제
•	•	•	•
•	•	•	•
울	산	양	주

정답) 서울, 부산, 평양, 제주

같은 모양의 무늬가 나열되어 있습니다. 지워진 부분이 옆의 무늬와 같아지도록 채워 넣으세요.

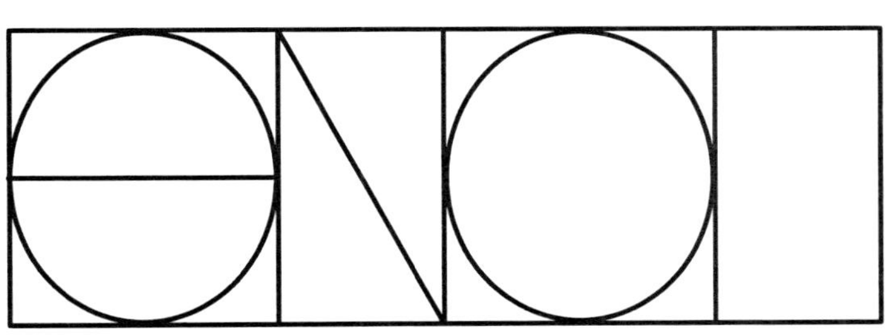

원숭이가 땅 굴속에 숨겨놓은 바나나를 먹으러 들어갑니다. 연필로 줄을 그어 원숭이의 집안으로 들어가 봅시다. 옆줄에 선이 닿지 않도록 조심하면서!

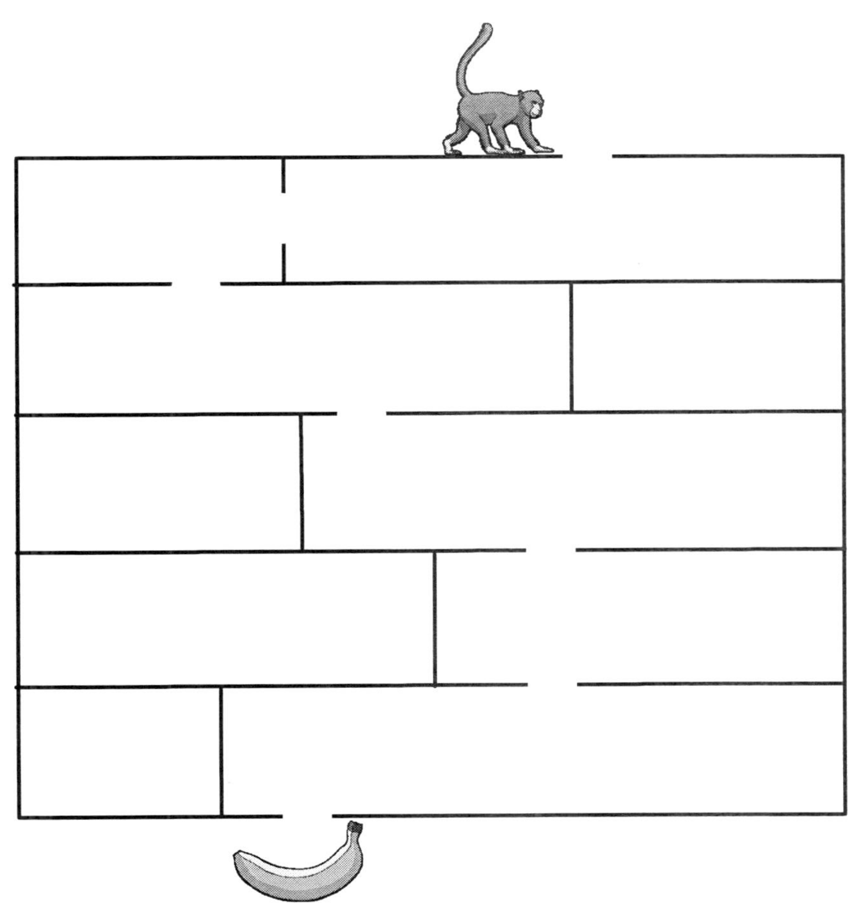

아래의 그림을 똑같이 따라 그려 보세요.

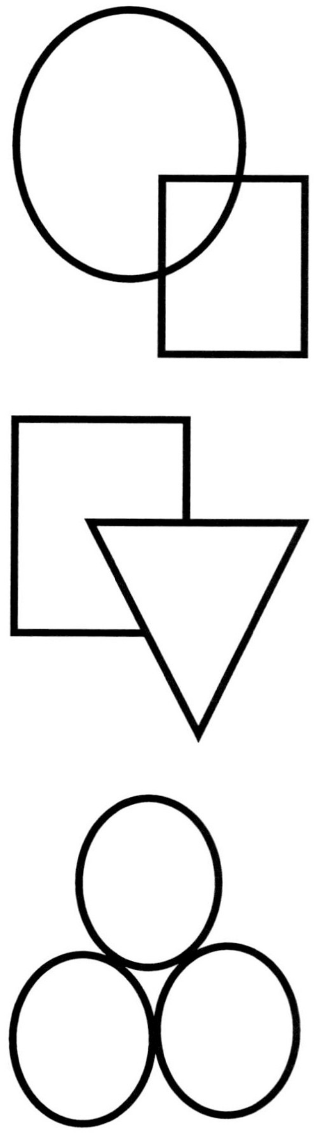

왼쪽 그림을 오른쪽 빈 공간에 똑같이 그려 보세요.
최대한 비슷하게 그릴 수 있도록 노력해 보세요.

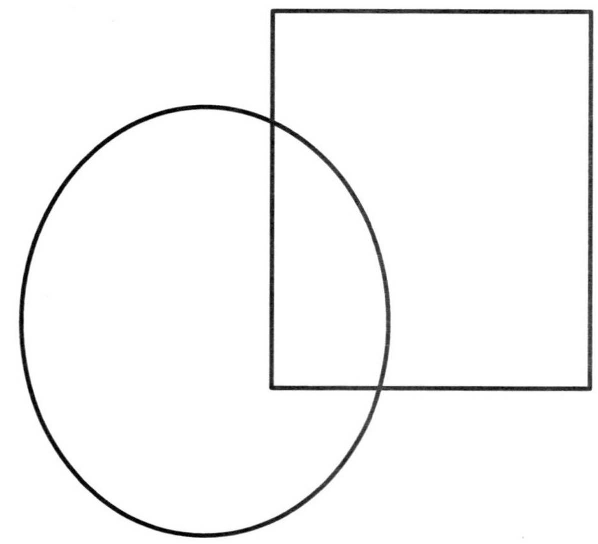

강원씨는 일이 늦게 끝나 동료와 야참을 먹게 되었습니다. 벽에 걸린 메뉴가 아래와 같습니다. 쫄면 하나와 튀김 2인분을 시키면 얼마를 계산해야 하나요?
떡볶이 1개, 순대 1개를 시키고 만원을 내면 얼마를 돌려 받나요?

메뉴

떡볶이	~	2,000원
순대	~	3,000원
튀김	~	1,500원
쫄면	~	1,500원
우동	~	2,000원
국수	~	2,500원

정답) 4,500원, 5,000원

1번에서 5번까지 각 동물에 숫자가 정해져 있습니다. 각 숫자에 어떤 동물이 연결되어 있는지 눈여겨보시고 각 동물에 알맞은 숫자를 적어보세요.

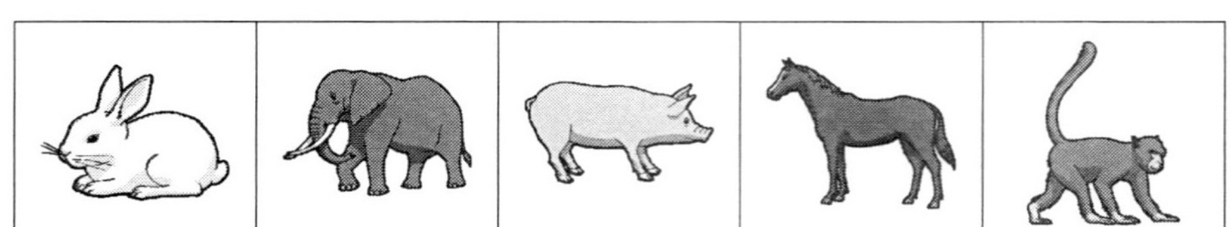

1	2	3	4	5

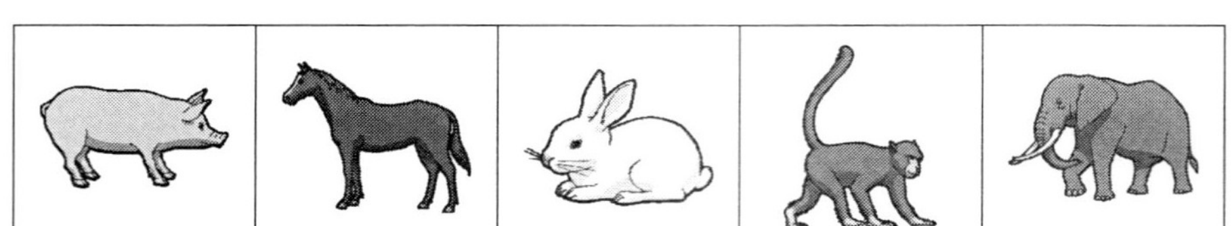

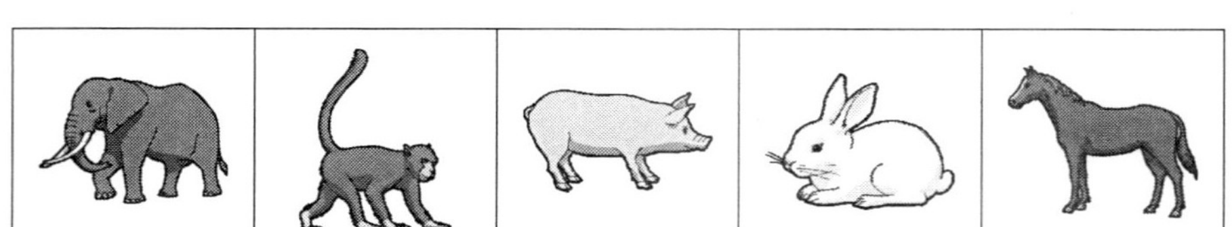

정답) A - 3, 4, 1, 5, 2 / B - 2, 5, 3, 1, 4

인지훈련 프로그램

________년 ______월 ______일

식당의 테이블에 손님이 네 분 앉아 있습니다. 가는 짜장면, 나는 잡채밥, 다는 우동, 라는 탕수육을 시키셨습니다. 아래의 음식이름이 적힌 쟁반을 주문자에게 정확히 연결시켜 보세요.

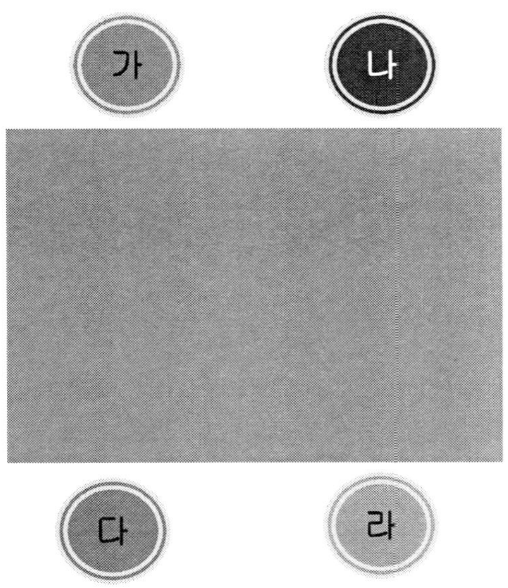

짜장면　짬뽕　탕수육　깐풍기　우동　잡채밥

같은 모양의 무늬가 나열되어 있습니다. 지워진 부분이 옆의 무늬와 같아지도록 채워 넣으세요.

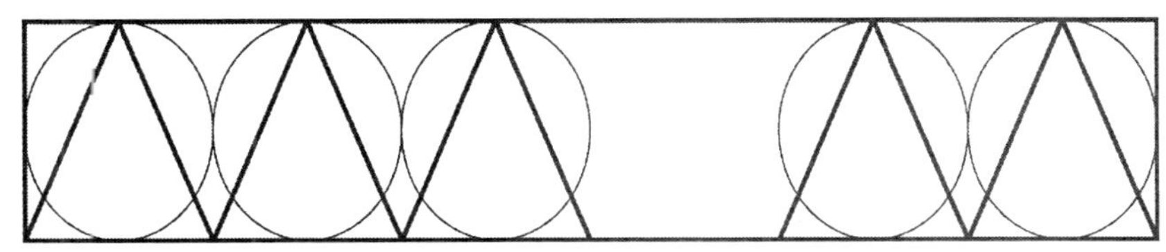

원숭이가 땅 굴속에 숨겨놓은 바나나를 먹으러 들어갑니다. 연필로 줄을 그어 원숭이의 집안으로 들어가 봅시다. 옆줄에 선이 닿지 않도록 조심하면서.

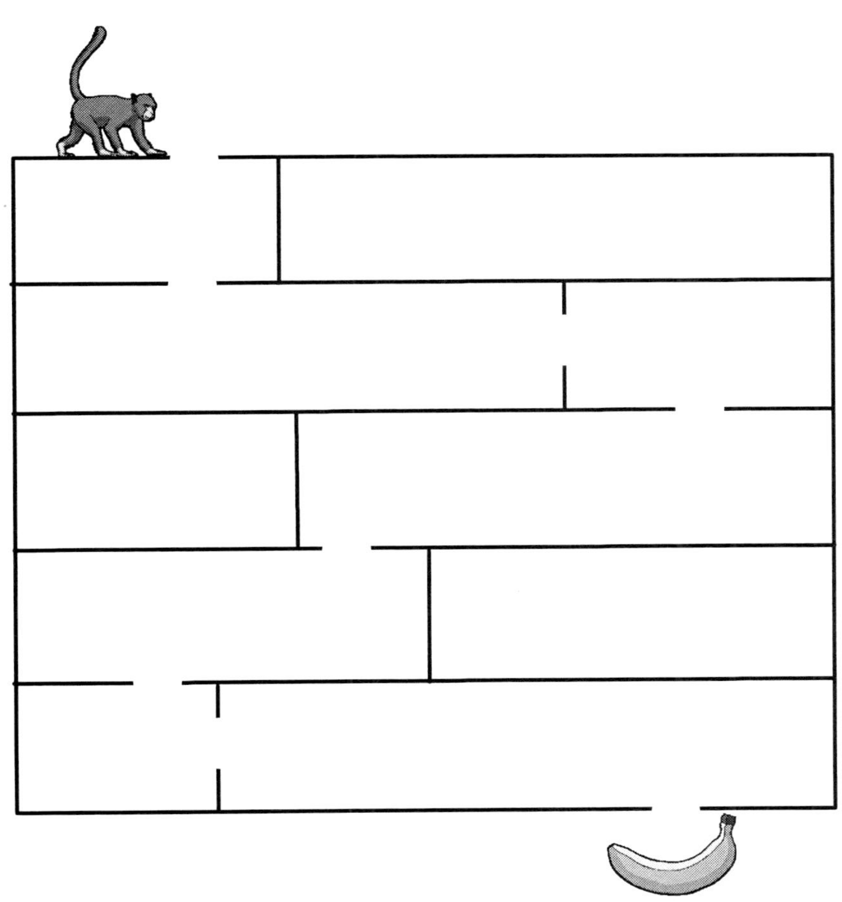

아래의 그림을 똑같이 따라 그려 보세요.

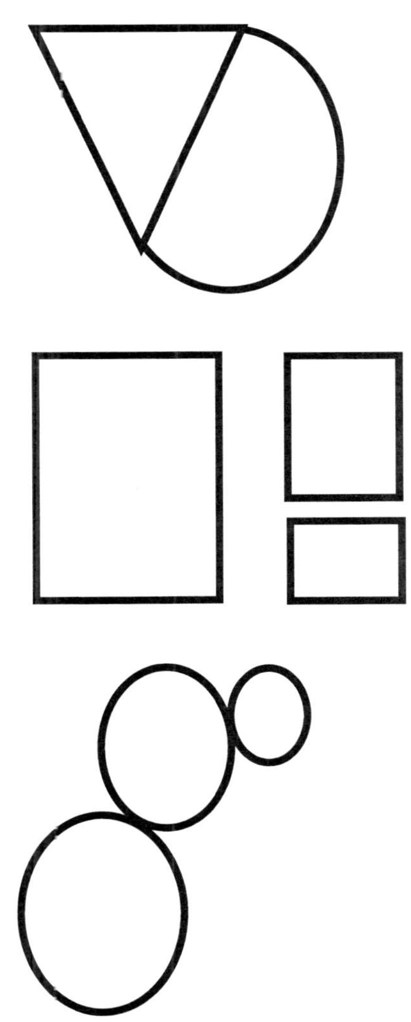

대연씨가 고향 친구를 만나 간단한 식사를 하게 되었습니다. 벽에 걸린 메뉴가 아래와 같습니다. 순대 1인분과 라면 2인분을 시키면 얼마를 계산해야 하나요?
국수 1인분, 비빔밥 1인분, 라면 2인분을 시키고 만원을 내면 얼마를 돌려받나요?

차림표

만두	라면	비빔밥	오뎅	순대	국수
1500	1500	3000	2000	5000	2500

정답) 8000원, 1,500원

수업시간이 끝나고 10분간 주어지는 쉬는 시간...
학생들은 매점으로 몰려들어 자기가 원하는 종류의 햄버거를 주문합니다.

생생 햄버거	
치즈버거	3,500원
불고기 매운맛	4,500원
불고기 순한맛	4,500원
새우버거	4,000원
콜라	1,500원
우유	2,000원

1. 한 학생이 매운맛 불고기버거와 우유2잔을 주문하고 10,000원을 내면 얼마를 받아야 하나요?

2. 한 학생이 치즈버거와 콜라를 주문하고 10,000원을 내면 얼마를 받아야 하나요?

정답) 1. 1,500원 / 2. 5,000원

1번에서 5번까지 각 도형에 숫자가 정해져 있습니다.
각 숫자에 어떤 도형이 연결되어 있는지 잘보고 각 도형에 알맞은 숫자를 적어보세요.

▽	◇	△	○	□
1	2	3	4	5

△	▽	◇	○	▽	□

○	◇	○	□	△	▽

정답) A - 3, 1, 2, 4, 1, 5 / B - 4, 2, 4, 5, 3, 1

그림이 두 조각으로 나뉘어져 있네요. 조각을 모으면 어떤 그림이 될까요?

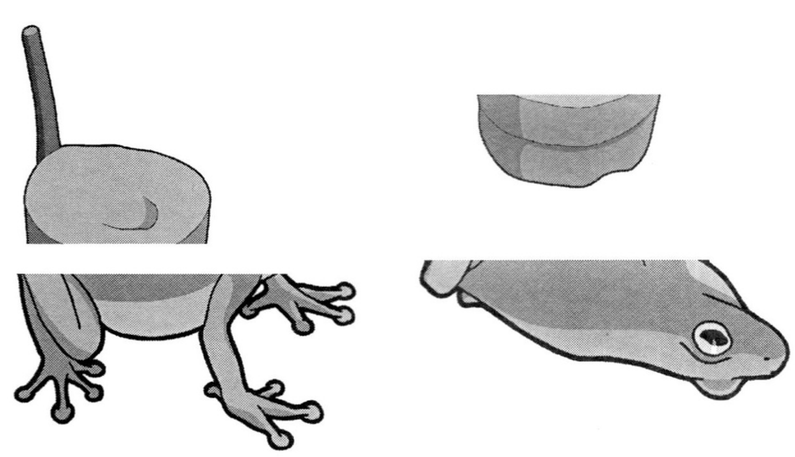

정답) 맷돌, 개구리

인지훈련 프로그램

_______년 _____월 _____일

다음 그림들 중에서 공통적인 것들을 2개씩 묶어보세요. 왜 그런지 이유도 말해보세요.

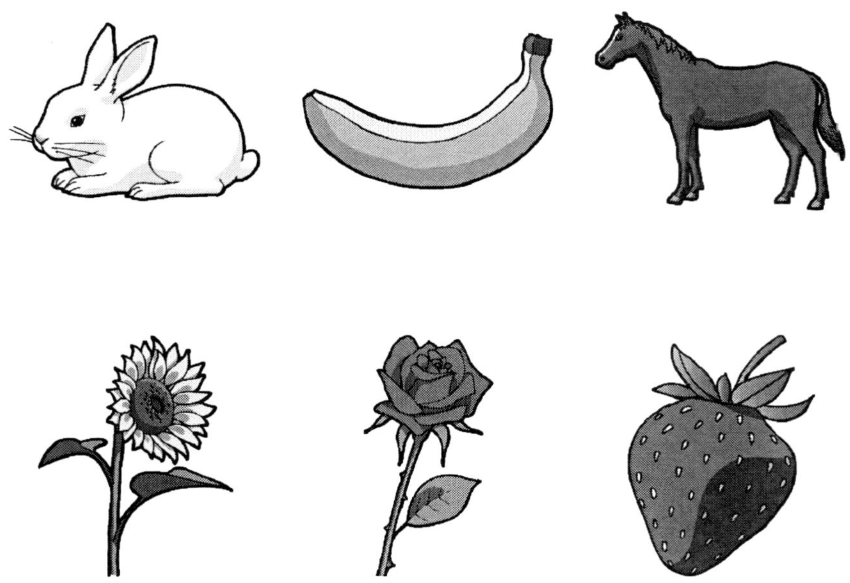

정답) 꽃: 장미, 해바라기 // 동물: 토끼, 말 // 과일: 딸기, 바나나

고래가 바다에서 오징어를 먹으러 들어갑니다. 연필로 줄을 그어 고래가 집안으로 들어가 봅시다. 옆줄에 선이 닿지 않도록 조심하면서!

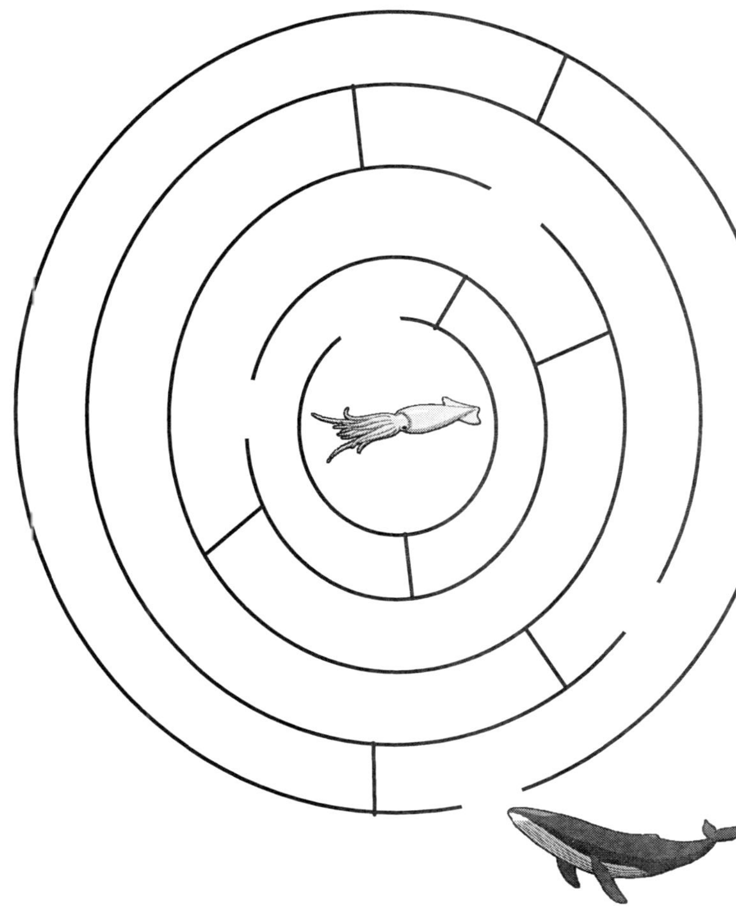

수평선 위로 도형이 그려져 있습니다. 선을 기점으로 대칭이 되도록 수평선 아래에 도형을 그려보세요.

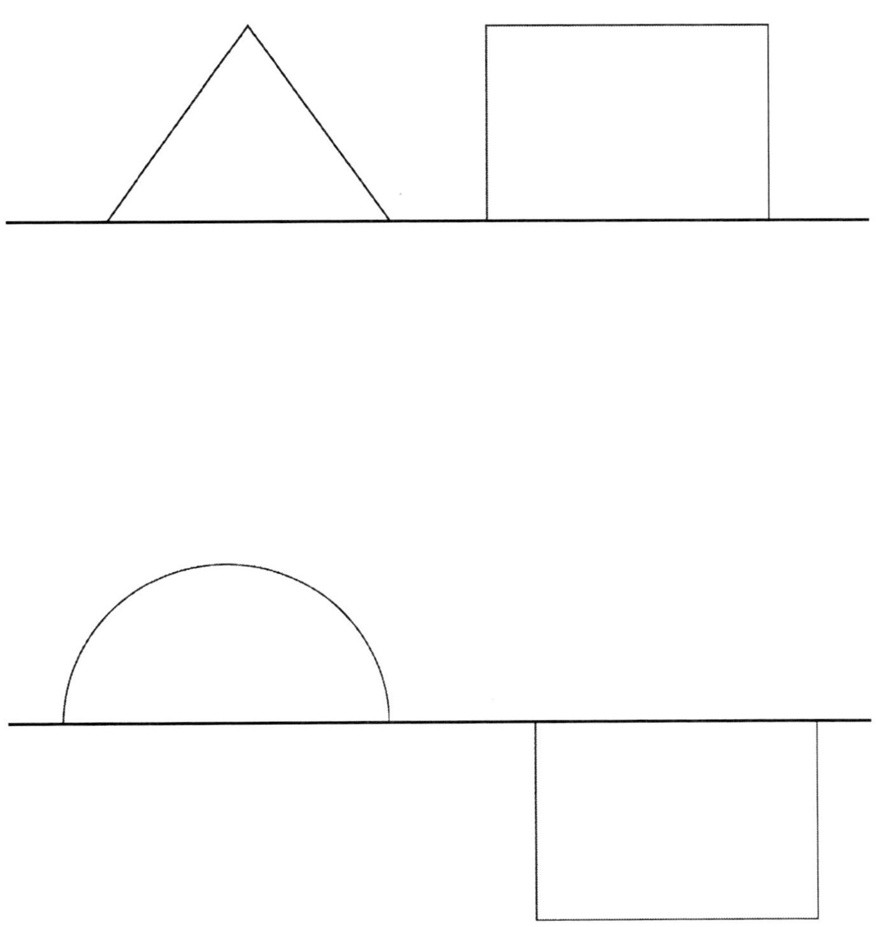

영자씨가 시장을 보러갑니다. 딸기 1kg, 치마 1개, 우산 하나를 사면 얼마일까요?
사과 하나, 포도 2kg을 사고 만원을 내면 얼마를 돌려 받아야하나요?

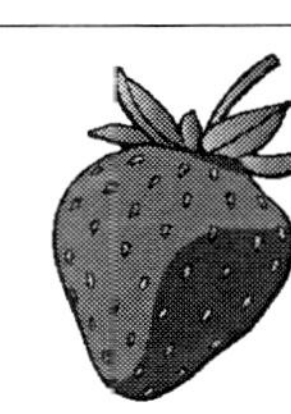	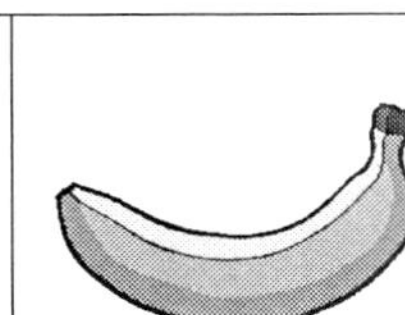	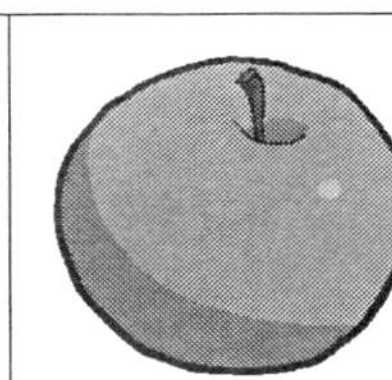	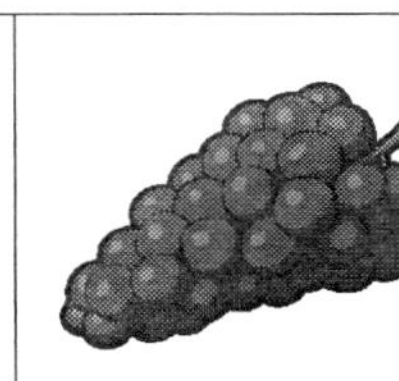
1kg 5,000원	1개 2,000원	1개 1,500원	1kg 3,000원
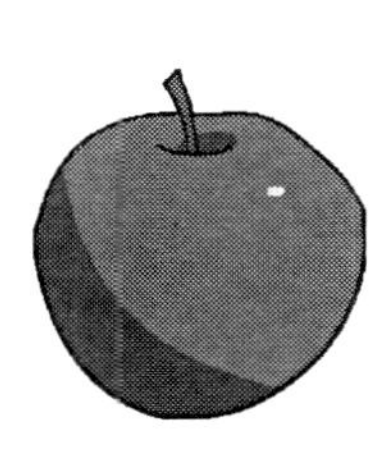	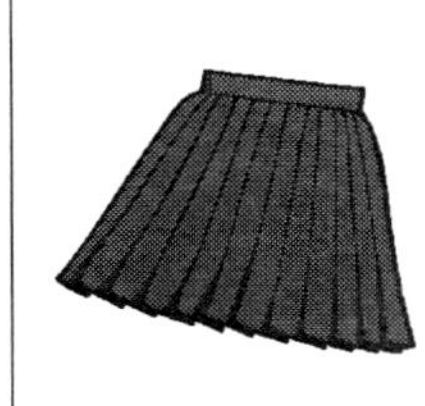	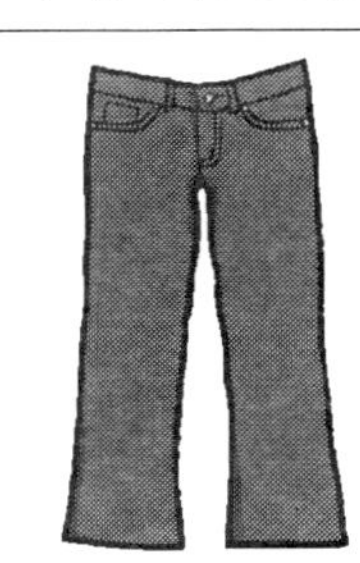	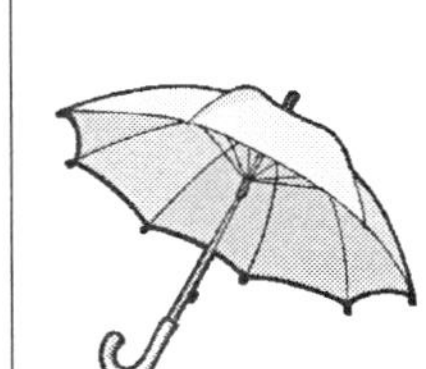
1개 1,000원	4만원	7만원	만원

정답) 55,000원, 3,000원

직장을 그만두고 그동안 모은 돈으로 포장마차를 꾸린 영구씨..그의 최고 목표는 영구식품회사를 차리는 것입니다. 요리 솜씨 하나는 끝내주는 영구씨...비장의 솜씨로 포장마차에서 식품회사까지 거듭날 수 있을까요?

차 림 표					
식사류				간식류	
우동	2,000원	꼬치구이	4,000원	토스트	2,000원
라면	1,500원	짬뽕	2,800원	호빵	500원
어묵	2,500원	김밥	2,000원	붕어빵	1,000원
자장면	3,500원	치킨	5,500원	피자	3,000원
기 타		음 료			
김치	500원	콜라	650원	쥬스	850원
샐러드	600원	우유	1,000원	커피	1,000원
장바구니 1000원					

1. 한 손님이 포장마차에서 꼬치구이와 샐러드를 먹었다면 얼마인가요?

2. 한 손님이 어묵 2개, 김치 1개, 커피 1개를 시키고 10,000을 내면 얼마를 돌려받아야 하나요?

정답) 1. 4,600원 / 2. 3,500원

가에서 마까지 각 곤충에 한글이 정해져 있습니다. 각 한글에 어떤 곤충이 연결되어 있는지 눈여겨보시고 각 한글에 알맞은 숫자를 적어보세요.

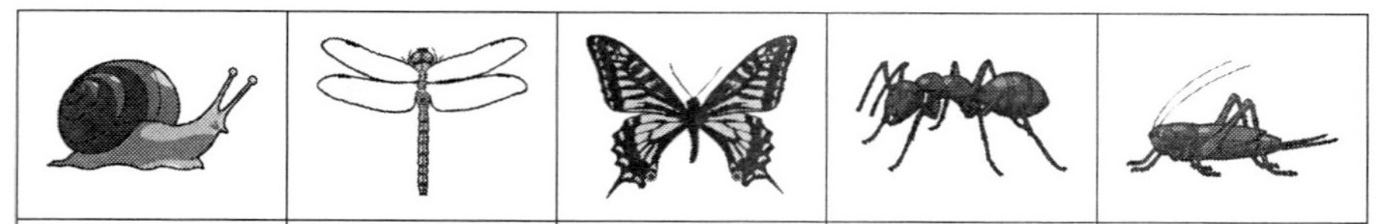

가	나	다	라	마

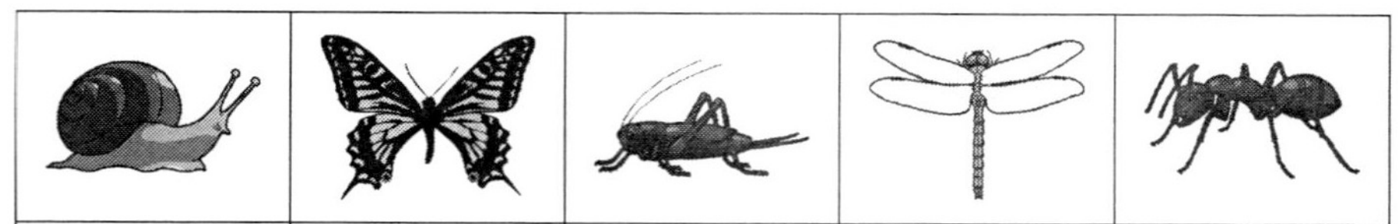

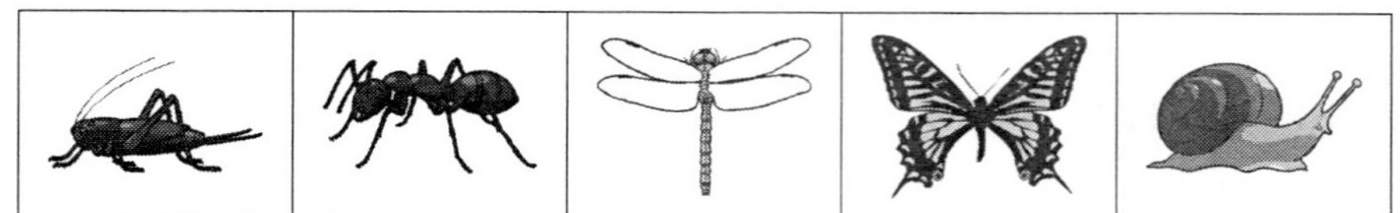

정답) A - 가, 다, 마, 나, 라 / B - 마, 라, 나, 다, 가

그림이 두 조각으로 나뉘어져 있네요. 조각을 모으면 어떤 그림이 될까요?

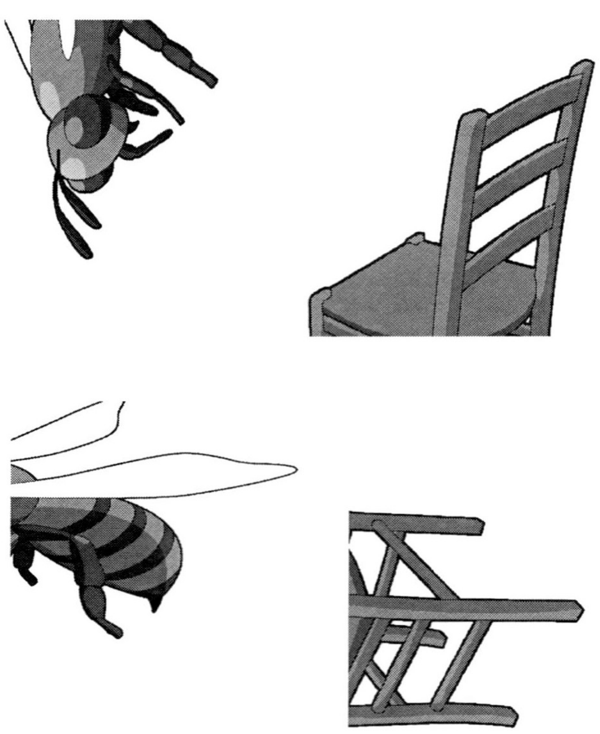

정답) 벌, 의자

다음 쪽지는 한미모 할머니께서 내일(2/22), 그리고 모레(2/23) 해야 할 일들을 적어둔 쪽지입니다.

> **2/22**
> 10시 - 노인대학 수업
> 7시 - 떡집에 주문해 둔 가래떡 찾으러 가기
>
> **2/23**
> 9시 - 동네 보건소 건강 검진 예약
> 5시 - 동사무소에 주민등록증 재발급 받으러 가기

자, 2월 22일과 2월 23일에 한미모 할머니께서 해야 할 일을 잘 기억해 두셨나요?
그럼 다음 빈칸을 한 번 채워봅시다.

2/22
10 시 - ____________________
(   )시 - 떡집에 주문해둔 가래떡 찾으러 가기

2/23
9 시 - ____________________
(   )시 - 동사무소에 주민등록증 재발급 받으러 가기

인지훈련 프로그램

_______년 _____월 _____일

그림이 두 조각으로 나뉘어져 있네요. 조각을 모으면 어떤 그림이 될까요?

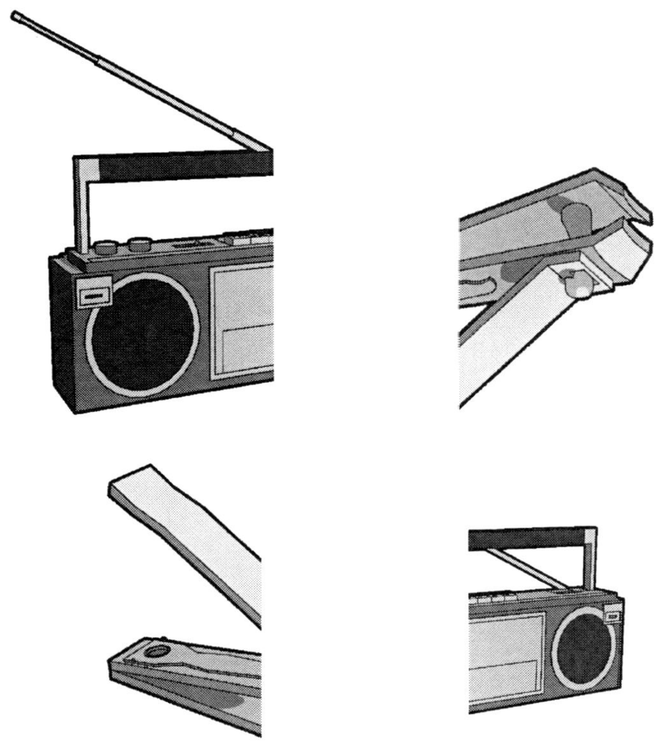

가에서 마까지 각 곤충에 한글이 정해져 있습니다. 각 한글에 어떤 곤충이 연결되어 있는지 눈여겨보시고 각 한글에 알맞은 숫자를 적어보세요.

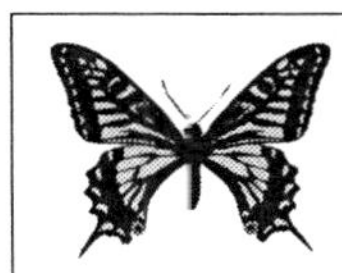	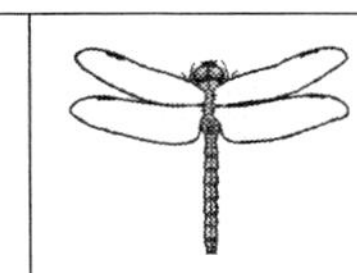	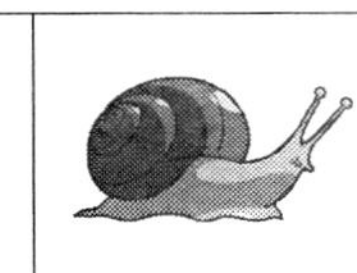	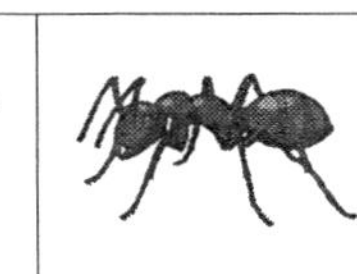	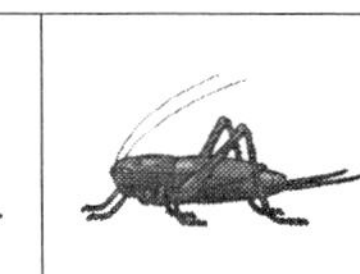
가	나	다	라	마

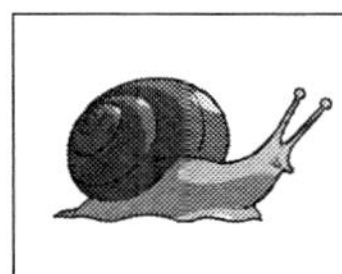	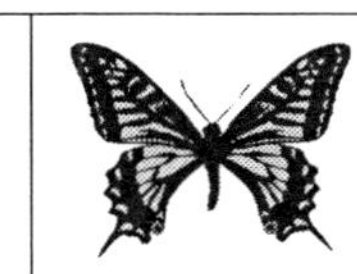	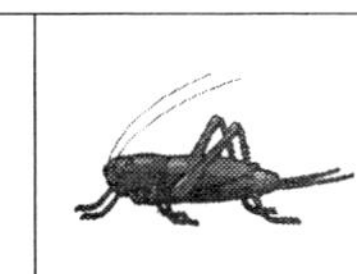	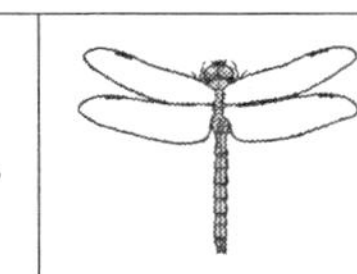	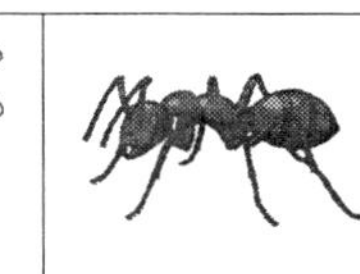

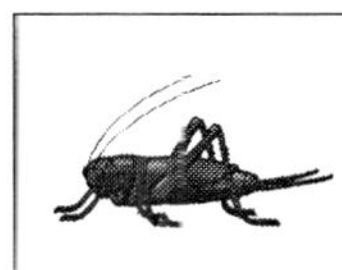	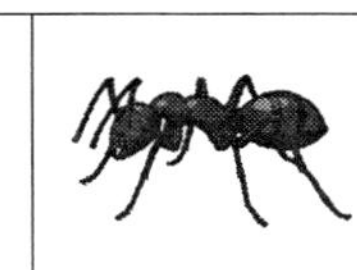	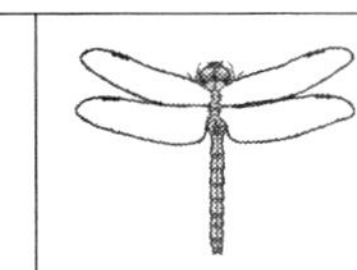	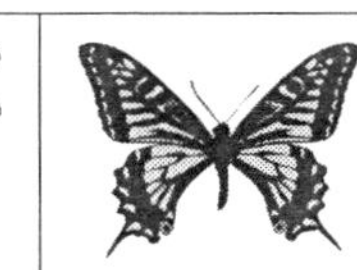	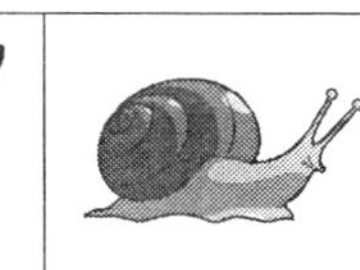

정답) A – 다, 가, 마, 나, 라 / B – 마, 라, 나, 가, 다

다음 그림들 중에서 공통적인 것들을 2개씩 묶어보세요. 왜 그런지 이유도 말해보세요.

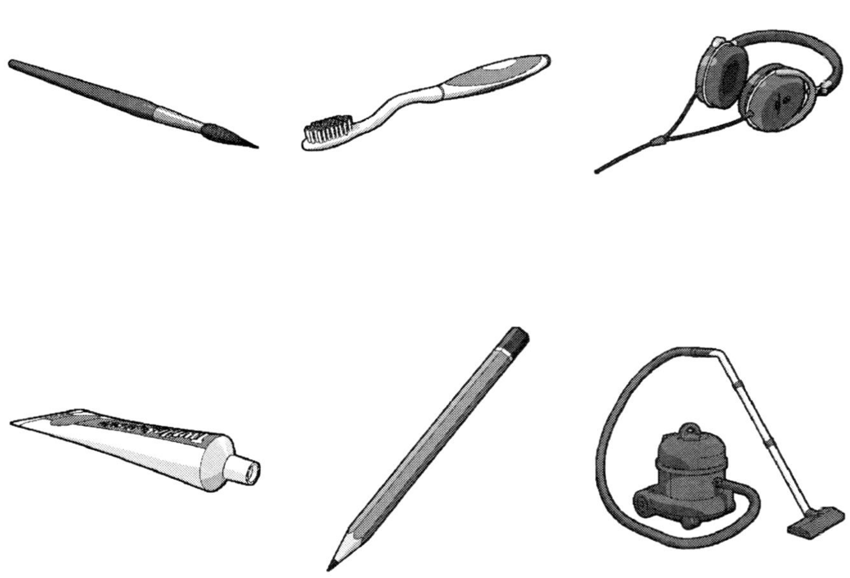

정답) 문구: 붓, 연필 // 가전제품: 청소기, 헤드폰 // 세면도구: 치약, 칫솔

다음 쪽지는 한달만씨가 내일(2/22), 그리고 모레(2/23) 해야 할 일들을 적어둔 쪽지입니다.

> 2/22
> 10시 – 시장에서 비누 사기
> 오후 3시 – 친구들과 바둑 두기
>
> 2/23
> 1C시 – 시장에서 수건 사기
> 오후 3시 – 화투 놀이

자, 2월 22일과 2월 23일에 한달만씨가 해야 할 일을 잘 기억해 두셨나요?
그럼 다음 빈칸을 한 번 채워봅시다.

2/22
10시 – ______________________________
오후 (　　)시 – 친구들과 바둑 두기

2/23
10시 – 시장에서 수건 사기
오후 3시 – ______________________________

계단이 그려져 있습니다. 선을 기점으로 맞은편에도 같은 모양의 계단을 그려보세요.

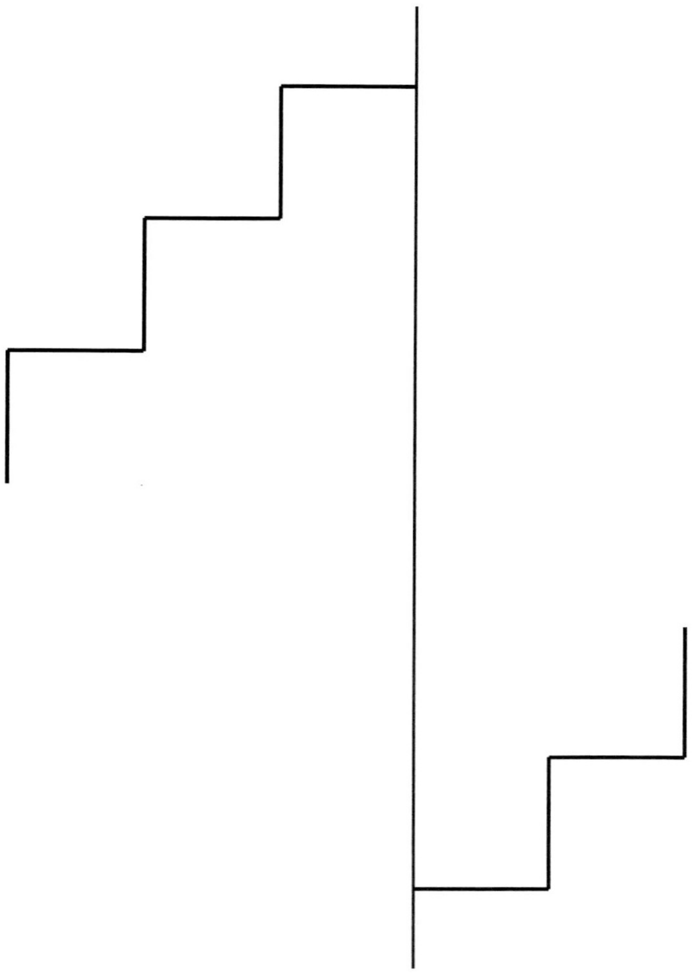

아래와 같은 것을 찾아보세요.

보기

	누나
오빠	동생

	오빠
누나	동생

누나	동생
오빠	

	누나
오빠	동생

	누나
동생	오빠

오빠	
누나	동생

누나	동생
	오빠

정답) 윗줄 오른쪽

직장을 그만두고 그동안 모은 돈으로 포장마차를 꾸린 영구씨..그의 최고 목표는 영구식품회사를 차리는 것입니다. 요리 솜씨 하나는 끝내주는 영구씨...비장의 솜씨로 포장마차에서 식품회사까지 거듭날 수 있을까요?

차 림 표					
식사류				간식류	
우동	2,000원	꼬치구이	4,000원	토스트	2,000원
라면	1,500원	짬뽕	2,800원	호빵	500원
어묵	2,500원	김밥	2,000원	붕어빵	1,000원
자장면	3,500원	치킨	5,500원	피자	3,000원
기 타		음 료			
김치	500원	콜라	650원	쥬스	850원
샐러드	600원	우유	1,000원	커피	1,000원
장바구니 1000원					

1. 한 손님이 포장마차에서 치킨, 피자, 콜라를 포장(장바구니에 담아)해가고 만원을 낸다면 얼마를 더 받아야 하나요?

2. 한 손님이 김밥 2개, 호빵 2개, 샐러드 1개를 먹고 10,000을 내면 얼마를 돌려받아야 하나요?

정답) 1. 150원 / 2. 4,400원

영자씨가 시장을 보러갑니다. 배추 한 포기, 오이 2kg, 버섯 1kg을 사면 얼마일까요?
배추 한포기, 호박 2개를 사고 만원을 내면 얼마를 돌려받아야하나요?

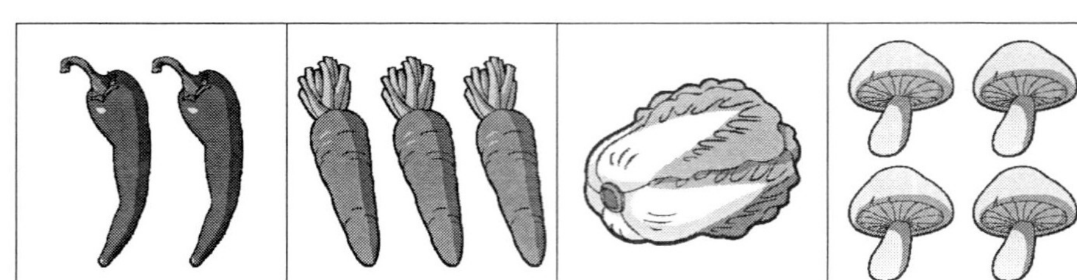

1kg 1,000원	1kg 2,000원	1포기 3,000원	1kg 4,000원

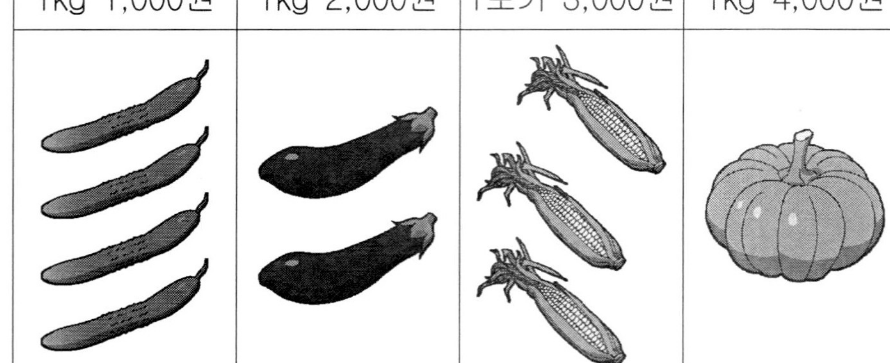

1kg 5,000원	1kg 2,000원	1kg 3,000원	1개 1,000원

정답) 17,000원, 5,000원

숫자를 1부터 25까지 차례대로 연결해 보세요. 그리고 글자도 가-나-다 순서로 연결해 보세요.

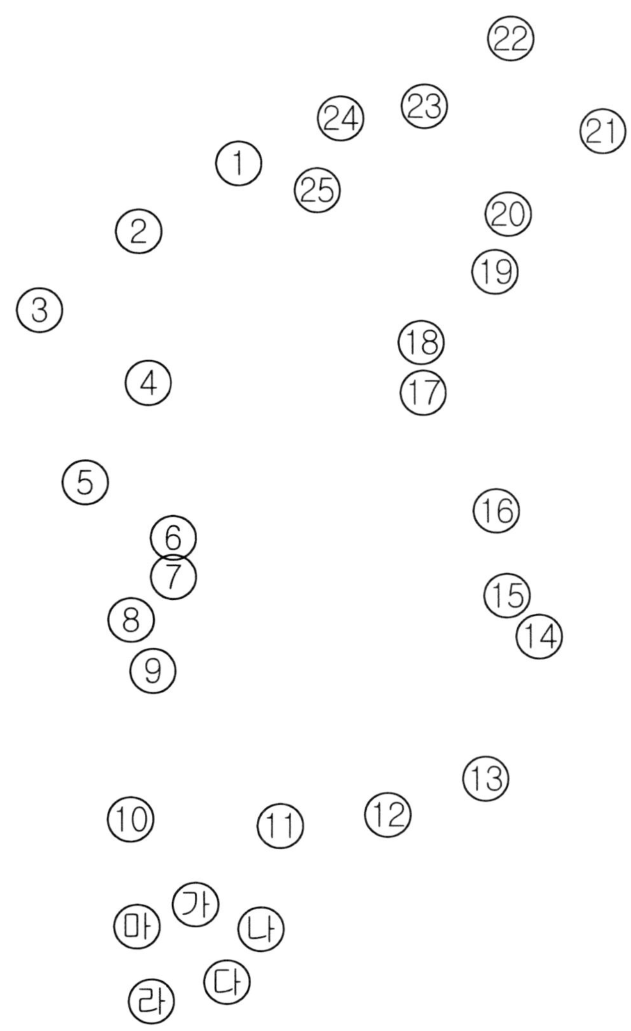

와~개똥이의 새집입니다. 어떤 물건들을 새로 사야 하는지, 여러분이 물건의 그림자를 보고 개똥이에게 알려주세요.

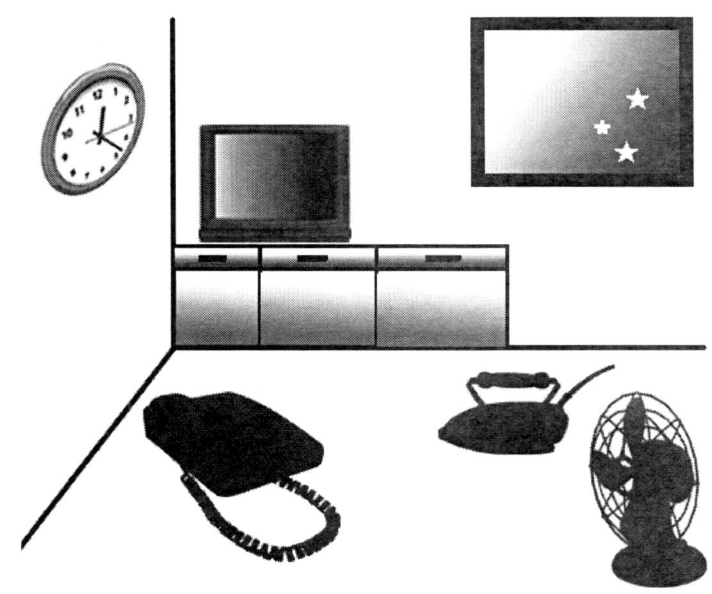

정답) 전화기, 다리미, 선풍기

다음 그림들 중에서 공통점이 적은 것을 이야기해 보세요. 왜 그런지 이유도 말해보세요.

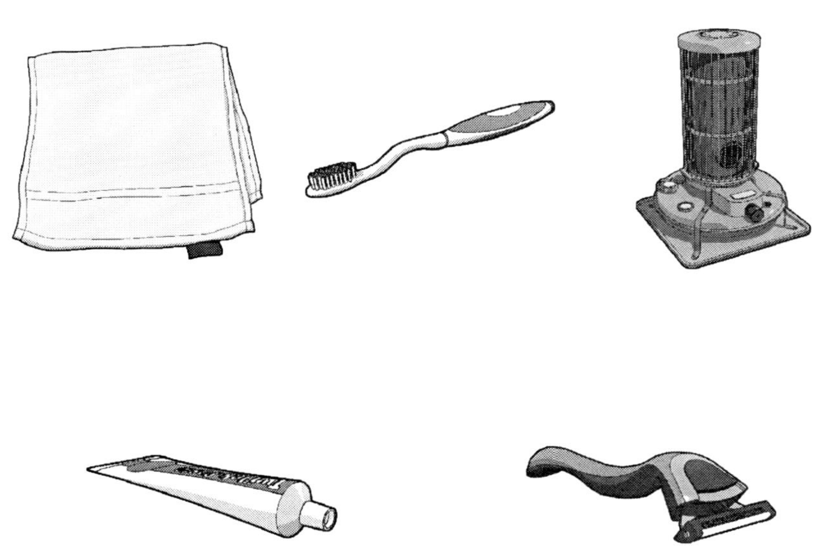

정답) 석유난로 // 세면도구

다음 쪽지는 한달만씨가 고향인 제주도에 갔다 오면서 타고 간 교통수단을 적어둔 쪽지입니다.

5/22
10시 - 마을버스를 타고 지하철역에서 내림
11시 - 지하철을 타고 서울역에서 내림
오후 4시 - 서울역에서 기차로 부산까지 이동
5/23
10시 - 부산역에서 여객선 터미널로 이동하여 여객선을 탄 후 제주도에 도착

자, 5월 22일과 5월 23일에 한달만씨가 해야 할 일을 잘 기억해 두셨나요?
타고 간 교통수단을 순서대로 이야기해 보세요.

5/22
10시 (　　　)　11시 (　　　)　오후 4시 (　　　)

5/23
10시 (　　　)

정답) 마을버스, 지하철, 기차, 여객선

수업시간이 끝나고 10분간 주어지는 쉬는 시간...
학생들은 매점으로 몰려들어 자기가 원하는 종류의 햄버거를 주문합니다.

생생 햄버거

치즈버거	3,500원
불고기 매운맛	4,500원
불고기 순한맛	4,500원
새우버거	4,000원
콜라	1,500원
우유	2,000원

1. 한 학생이 순한맛 불고기버거와 우유를 주문하고 10,000원을 내면 얼마를 받아야 하나요?

2. 한 학생이 치즈버거 2개와 콜라 2잔을 주문하면 얼마를 내야하나요?

정답) 1. 3,500원 / 2. 10,000원

원이 두 개 그려져 있습니다. 반대쪽에 대칭이 되도록 그림을 그려보세요.

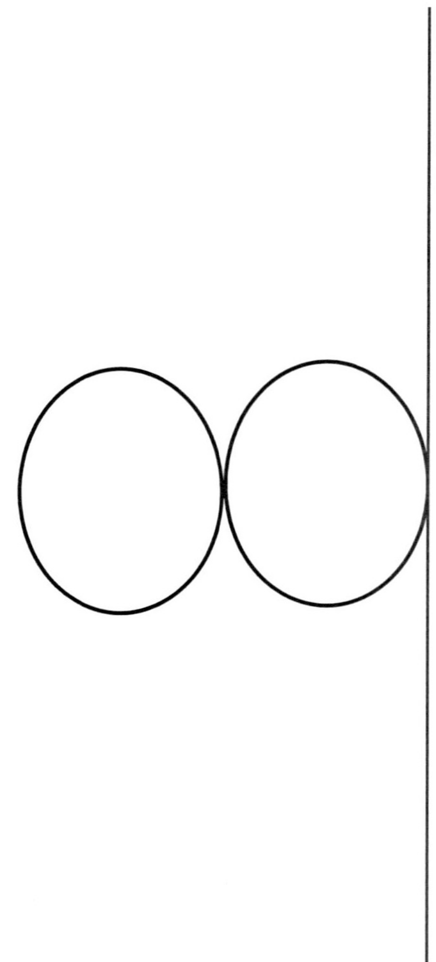

다음 달력을 보고 답하시오.

2013년 7월

월	화	수	목	금	토	일
		1	2	3	4	5
6	7	8	9	10	11	12
13	14	15	16	17	18	19
20	21	22	23	24	25	26
27	28	29	30	31		

1. 다섯째 주 수요일, 목요일, 금요일의 날짜를 모두 더하면 얼마가 될까요?

2. 2013년 7월 9일과 17, 28일은 무슨 요일일까요?

정답) 1. 90 / 2. 목요일, 금요일, 화요일

아래와 같은 것을 찾아보세요.

보기

도	미
레	파

파	도
미	레

파	도
레	미

미	레
도	파

도	레
미	파

도	레
파	미

도	미
레	파

정답) 아랫줄 오른쪽

인지훈련 프로그램

_____년 _____월 _____일

와~개똥이의 새집입니다. 부엌에 어떤 물건들을 새로 사야 하는지, 여러분이 물건의 그림자를 보고 개똥이에게 알려주세요.

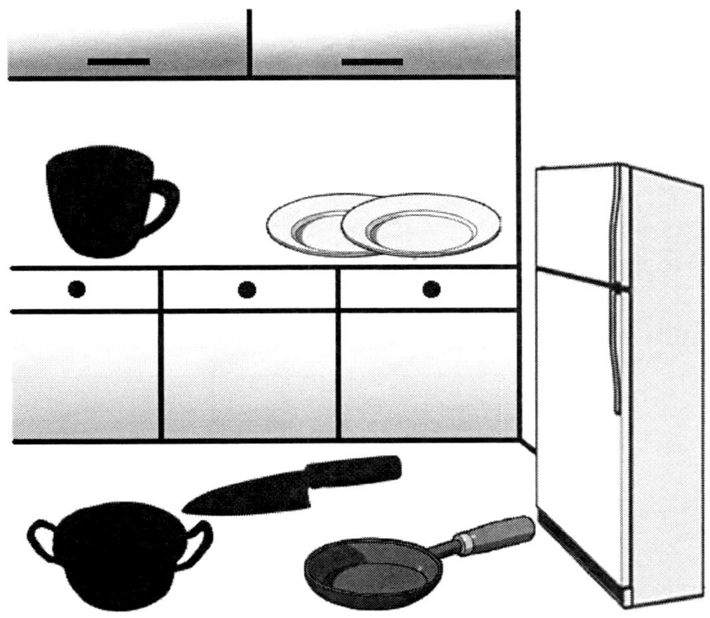

정답) 컵, 냄비, 칼

다음 쪽지는 정행장씨가 은행에서 볼 일을 적어둔 쪽지입니다. 한번 읽어 보시고 답을 해 주세요.

> 10시 - 월급통장에서 100만원을 찾기
> 10시 30분 - 적금통장에 20만원 입금하기
> 11시 - 손자 입학 축하금으로 5만원 계좌이체 하기
> 11시 30분 - 가스요금 15만원 지로 입금, 60만원은 가져오기

자, 정행장씨가 해야 할 일을 잘 기억해 두셨나요?

10시에 얼마를 통장에서 찾았나요?

10시 30분에 적금통장에 넣은 돈은 얼마인가요?

11시 30분에 집으로 가지고 온 현금은 얼마인가요?

정답) 100만원, 20만원, 60만원

다음 그림들은 무엇으로 중에서 공통점이 적은 것을 이야기해 보세요.
왜 그런지 이유도 말해보세요.

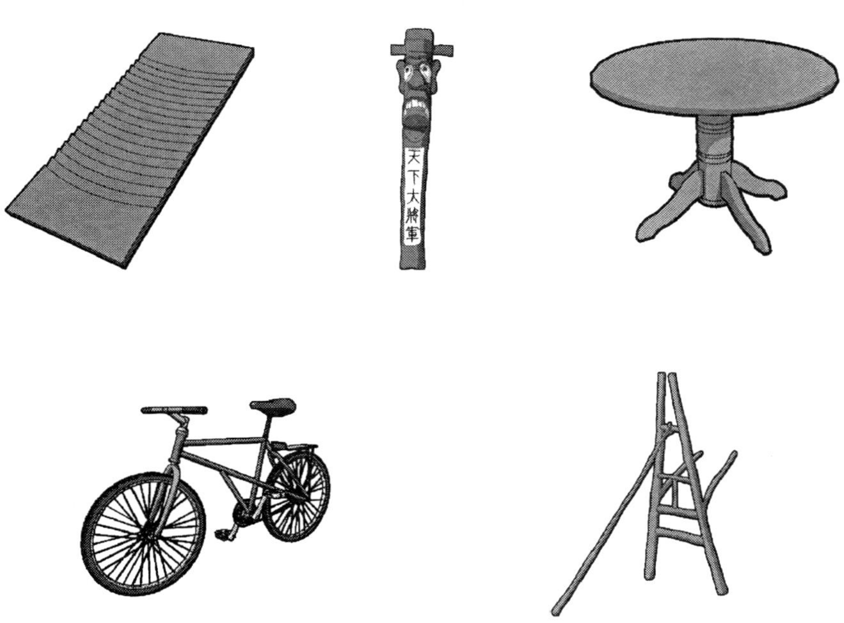

정답) 자전거 // 나무로 만든 것이 아님

아래와 같은 것을 찾아보세요.

보기

봄	여름
겨울	가을

겨울	봄
가을	여름

겨울	봄
여름	가을

가을	여름
봄	겨울

봄	여름
가을	겨울

봄	여름
겨울	가을

여름	가을
봄	겨울

정답) 아랫줄 중간

다음 달력을 보고 답하시오.

2015년 11월

월	화	수	목	금	토	일
					1	2
3	4	5	6	7	8	9
10	11	12	13	14	15	16
17	18	19	20	21	22	23
24	25	26	27	28	29	30

1. 둘째 주 목요일과 금요일 날짜를 더한 후, 첫째 주 일요일의 날짜를 빼면 얼마가 될까요?

2. 2015년 11월 월요일의 날짜를 더한 합은 얼마일까요?

정답) 1. 11 / 2. 54

삼각형이 두 개 그려져 있습니다. 반대쪽에 대칭이 되도록 그림을 그려보세요.

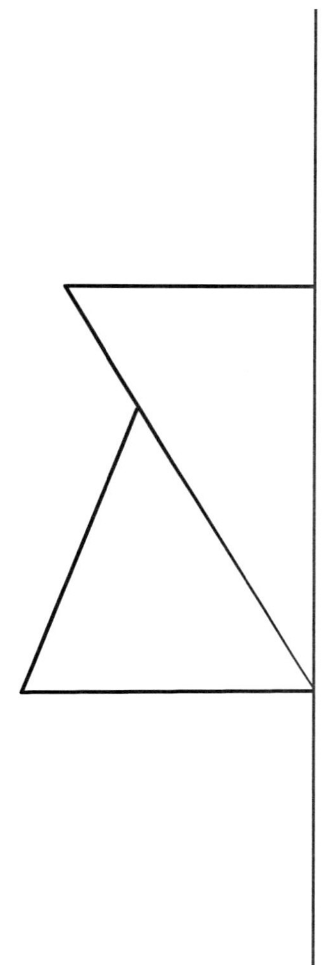

보기에 있는 음절을 빈칸에 알맞게 완성하시오

보기

상	멍	메	가	새

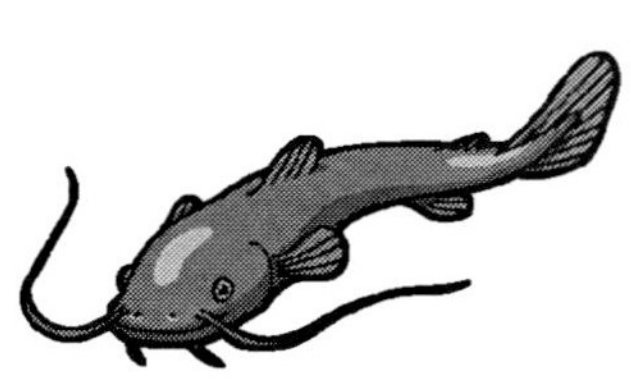

☐ 기

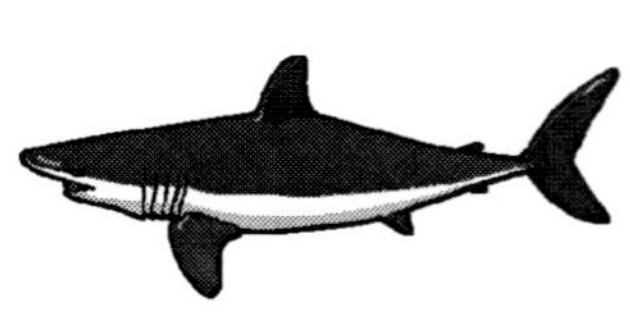

☐ 어

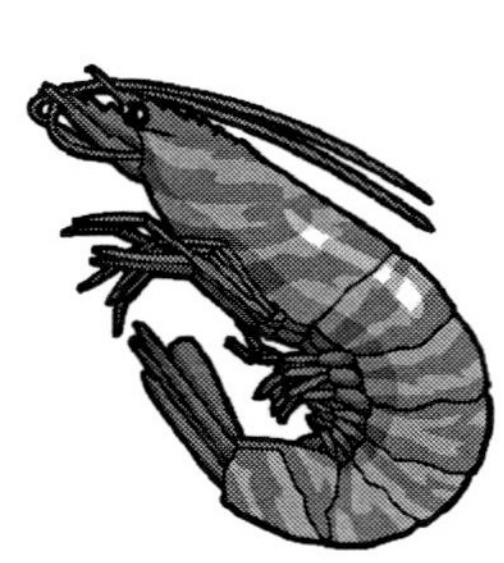

☐ 우

정답) 메, 상, 새

숫자를 1부터 12까지 차례대로 연결해 보세요. 그리고 글자도 가-나-다 순서로 연결해 보세요. 그림은 몇 시를 가리키나요?

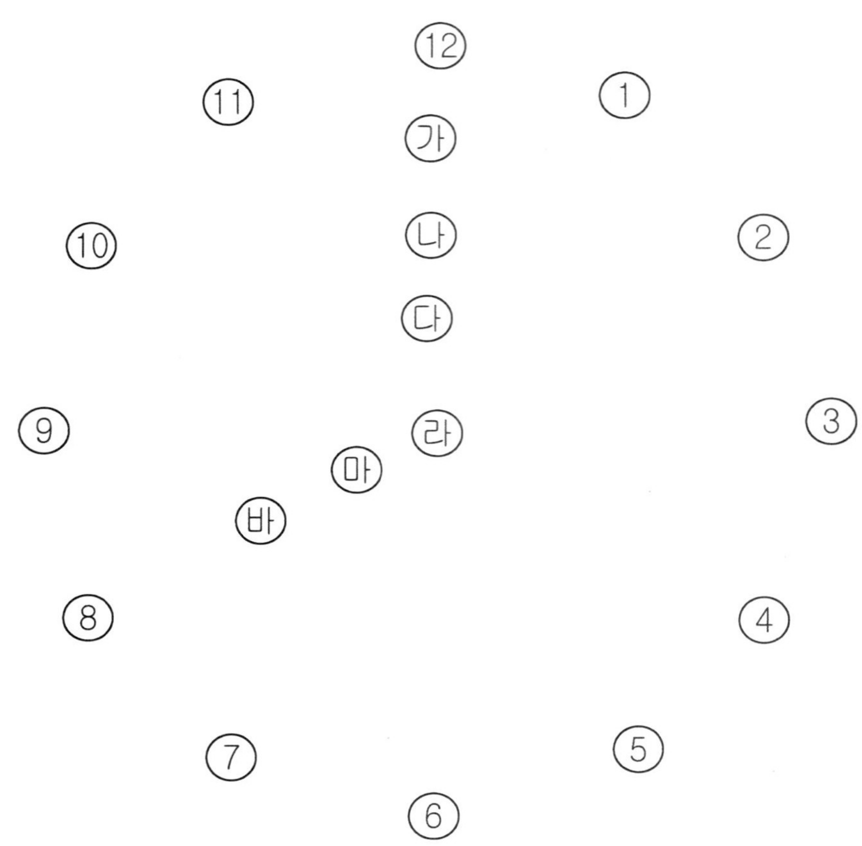

정답) 8시

인지훈련 프로그램

_______년 _____월 _____일

다음은 무엇의 그림자일까요? 한번 맞춰 보세요.

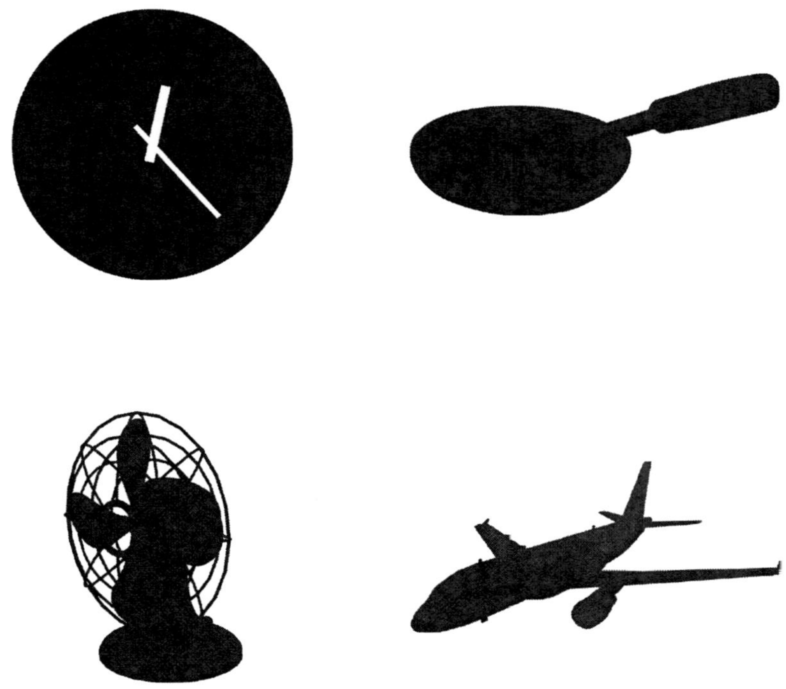

정답) 시계, 프라이팬, 선풍기, 비행기

숫자를 1부터 18까지 차례대로 연결해 보세요. 그리고 글자도 가-나-다 순서로 연결해 보세요.

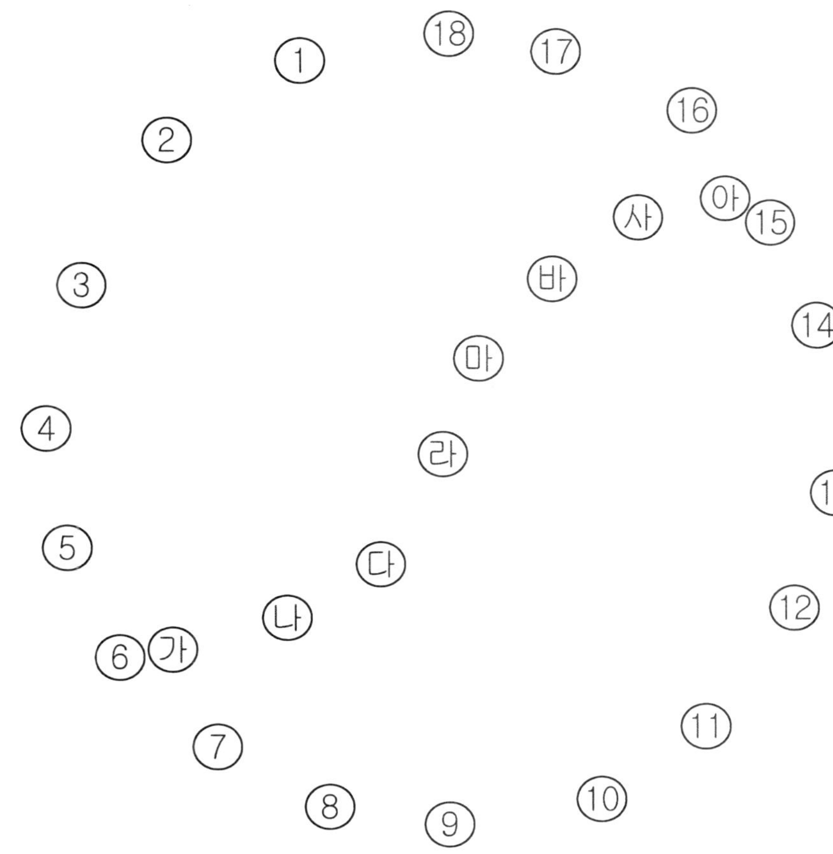

다음 그림들은 무엇으로 중에서 공통점이 적은 것을 이야기해 보세요. 왜 그런지 이유도 말해보세요.

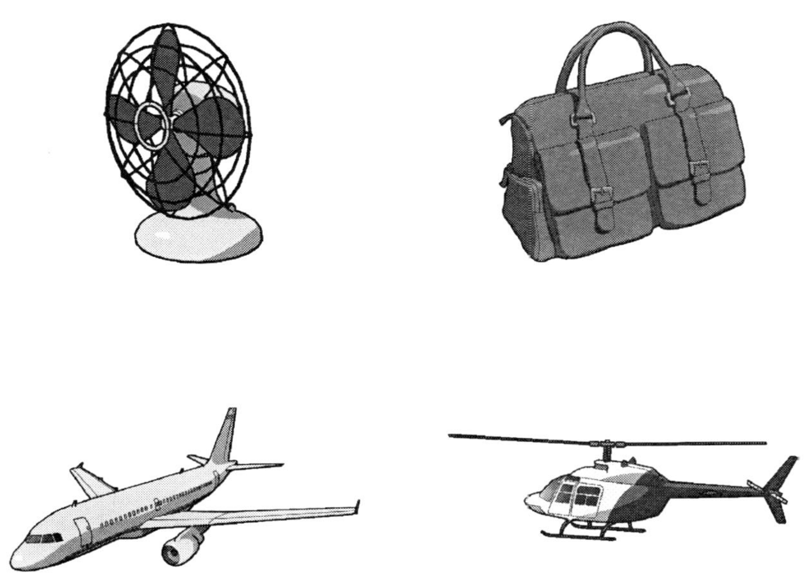

정답) 가방 // 움직이지 않는다. 바람을 일으키지 않는다

다음 쪽지는 강청결씨가 오전에 집안에서 한 가사일 입니다. 한번 읽어 보시고 답을 해 주세요.

8시 - 침실 청소

9시 - 거실 유리창 닦기

10시 - 화장실 소독

11시 - 신발장 정리

자, 강청결씨가 한 일을 잘 기억해 두셨나요?

침실 청소를 시작한 시간은 (　　)시

마지막으로 신발장을 정리한 시간은 (　　) 시

청소한 곳 중 빈 곳을 넣으세요.

(　　) - (　　) - (　　) - 신발장

정답) 8시, 11시, 침실, 거실, 화장실

아래와 같은 것을 찾아보세요.

보기

엄마	아빠
아기	

	엄마
아기	아빠

엄마	아빠
아기	

아기	아빠
엄마	

아빠	아기
	엄마

엄마	
아기	아빠

아기	아빠
	엄마

정답) 윗줄 중간

다음 달력을 보고 답하시오.

2010년 3월

월	화	수	목	금	토	일
1	2	3	4	5	6	7
8	9	10	11	12	13	14
15	16	17	18	19	20	21
22	23	24	25	26	27	28
29	30					

1. 첫째 주 화요일, 수요일, 목요일의 날짜를 모두 더하면 얼마가 될까요?

2. 2010년 4월 1일은 무슨 요일일까요?

정답) 1. 9 / 2. 수요일

원과 사각형이 그려져 있습니다. 반대쪽에 대칭이 되도록 그려보세요.

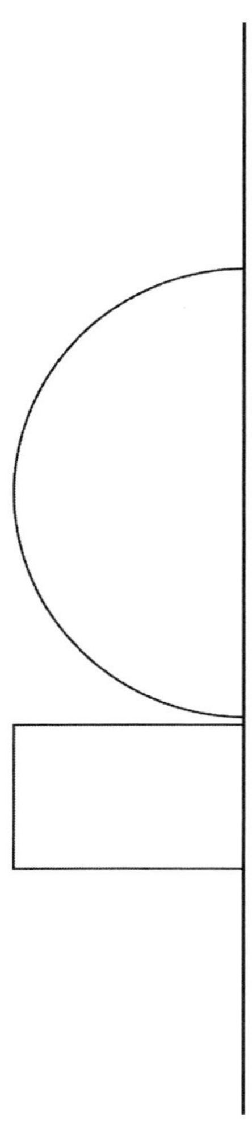

보기에 있는 음절을 빈칸에 알맞게 완성하시오

보기

조	래	문	게	박

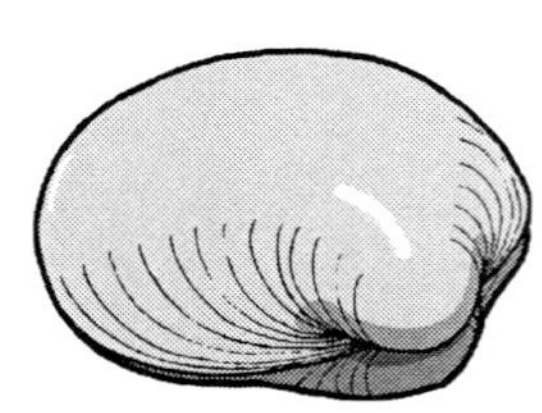

	개

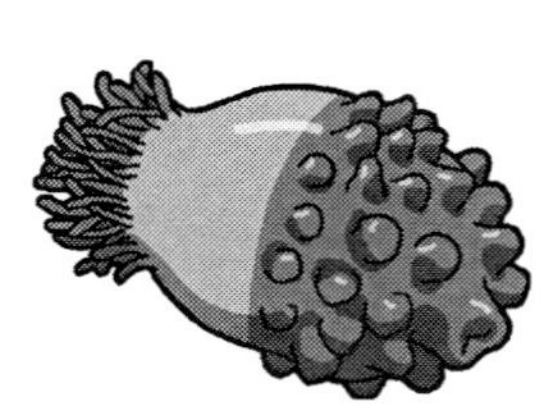

멍	

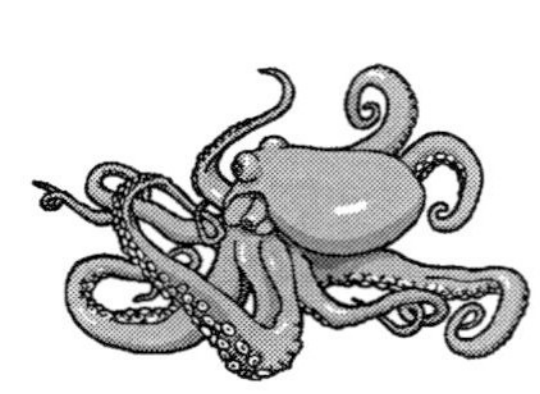

	어

정답) 조, 게, 문

인지훈련 프로그램

____년 ____월 ____일

각 도형의 가장자리에 숫자 또는 글자가 놓여져 있습니다. 각 가장자리에 어떤 숫자나 글자가 있었는지 기억해보세요.

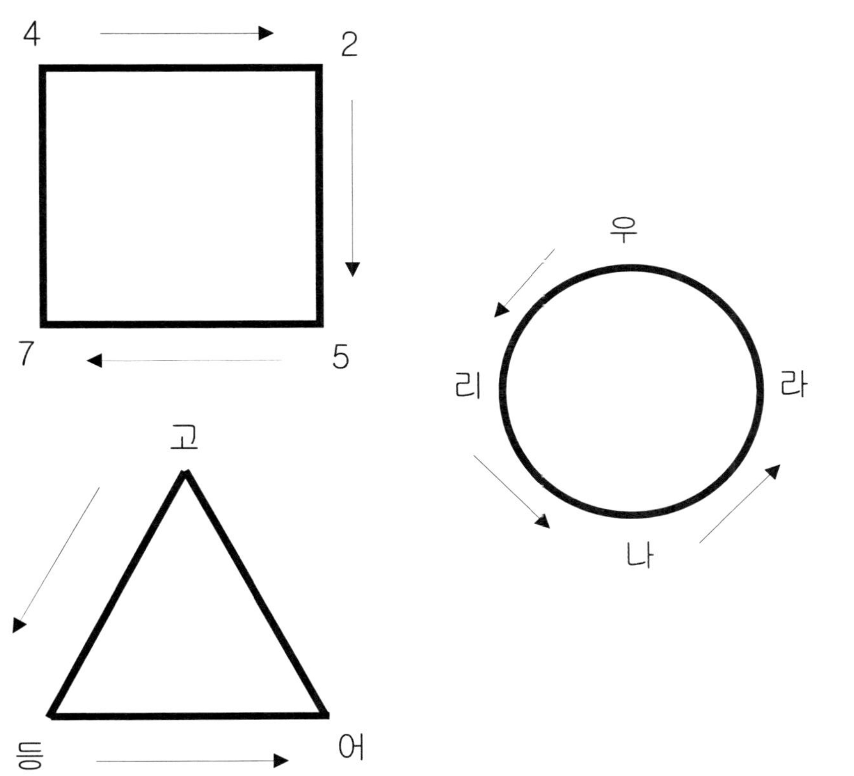

정답) 4257, 우리나라, 고등어

다음 그림들의 공통점은 무엇일까요?

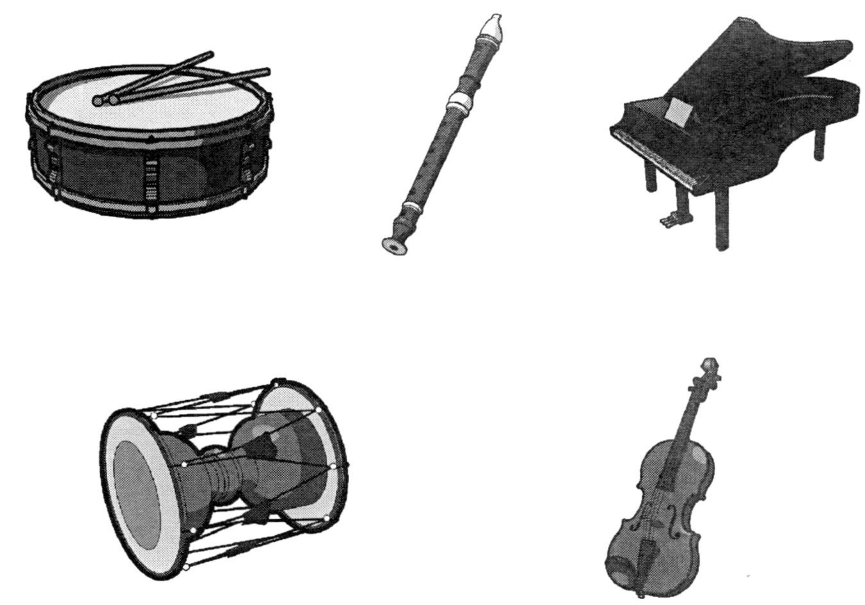

정답) 악기

아래와 같은 것을 찾아보세요.

보기

파랑	빨강
노랑	

	파랑
노랑	빨강

노랑	빨강
파랑	

파랑	빨강
노랑	

빨강	노랑
	파랑

파랑	
노랑	빨강

노랑	빨강
	파랑

정답) 윗줄 오른쪽

사각형이 두 개 그려져 있습니다. 선을 기점으로 나머지 반을 그려보세요.

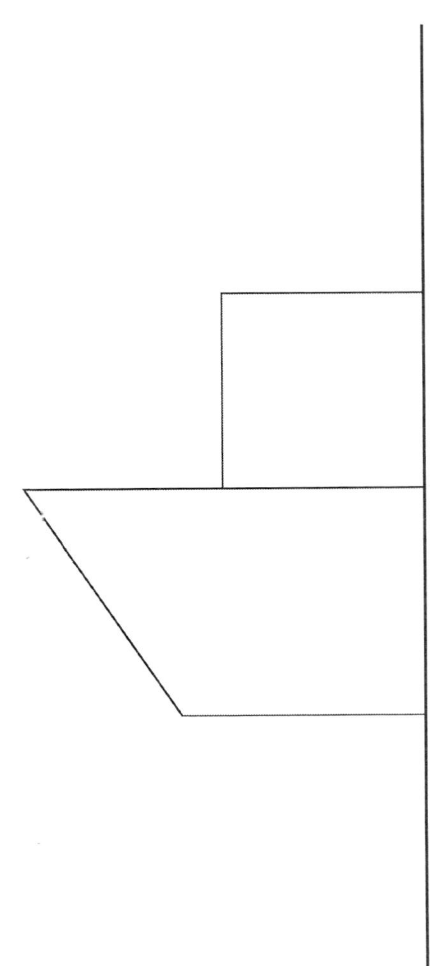

다음 달력을 보고 답하시오.

2019년 6월

월	화	수	목	금	토	일
		1	2	3	4	5
6	7	8	9	10	11	12
13	14	15	16	17	18	19
20	21	22	23	24	25	26
27	28	29	30			

1. 첫째 주 금요일, 토요일, 일요일의 날짜를 모두 더하면 얼마가 될까요?

2. 2019년 6월 15일과 27일은 무슨 요일일까요?

정답) 1. 12 / 2. 수요일, 월요일

보기에 있는 음절을 빈칸에 알맞게 완성하시오

보기

바 난 근 화 장

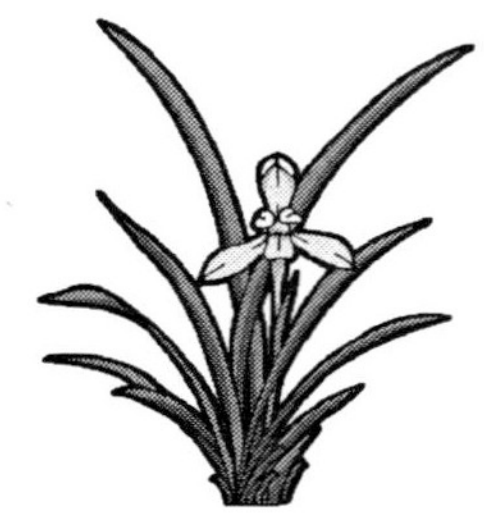

□ 초

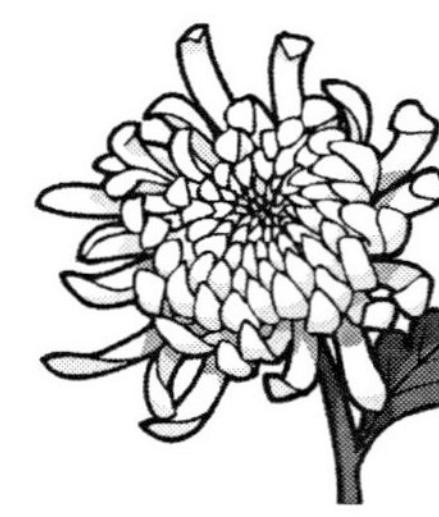

국 □

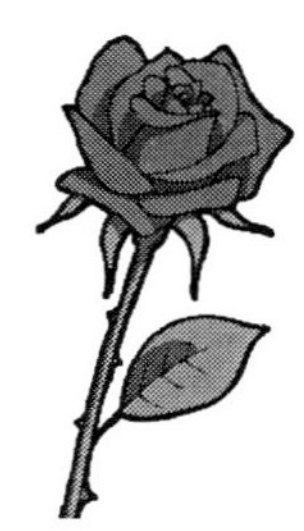

□ 미

정답) 난, 화, 장

숫자를 1부터 11까지 차례대로 연결해 보세요.

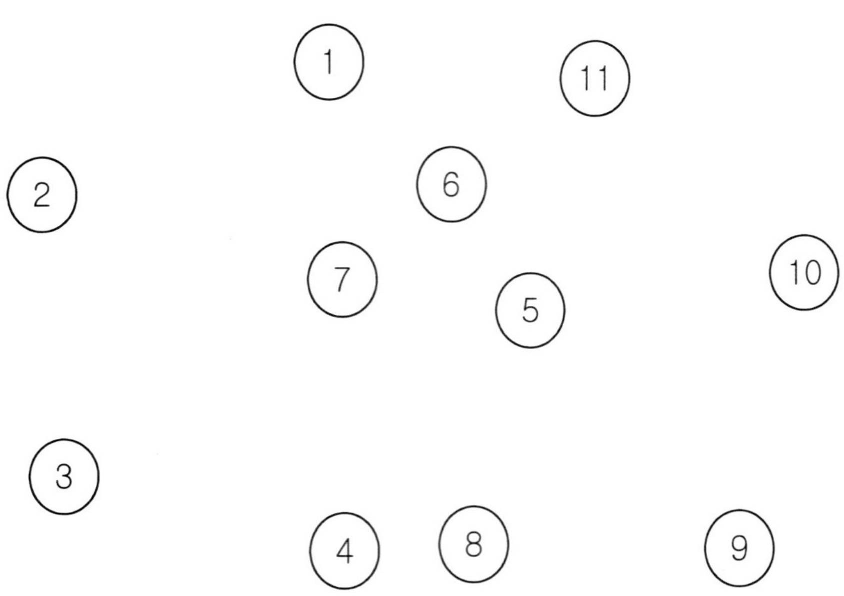

다음은 무엇의 그림자일까요? 한번 맞춰 보세요.

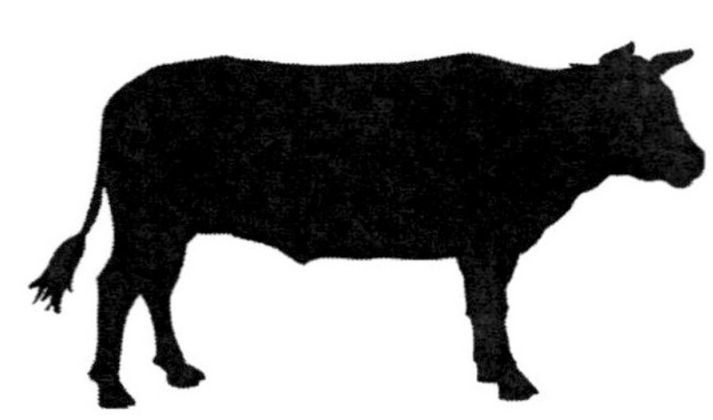
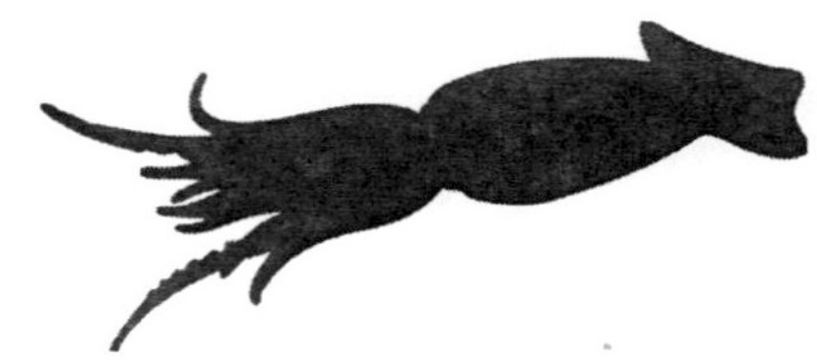
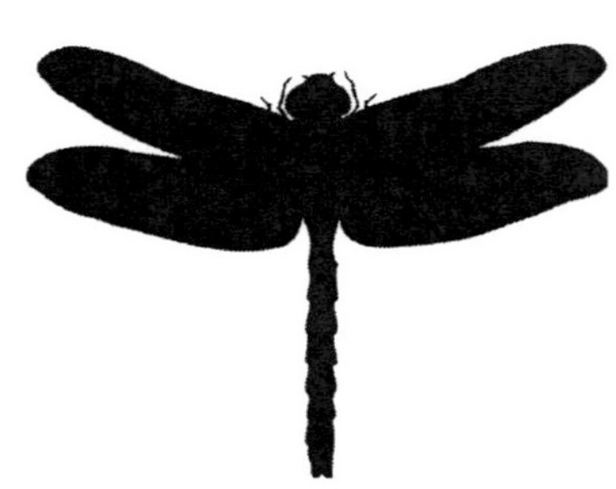
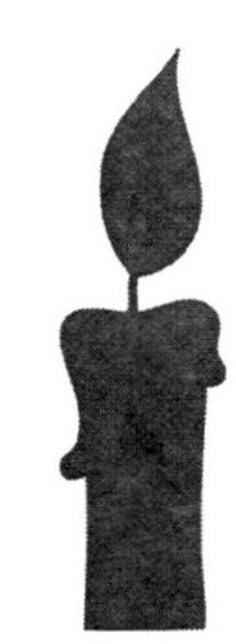

정답) 소, 오징어, 잠자리, 촛불

다음 그림들의 공통점은 무엇일까요?

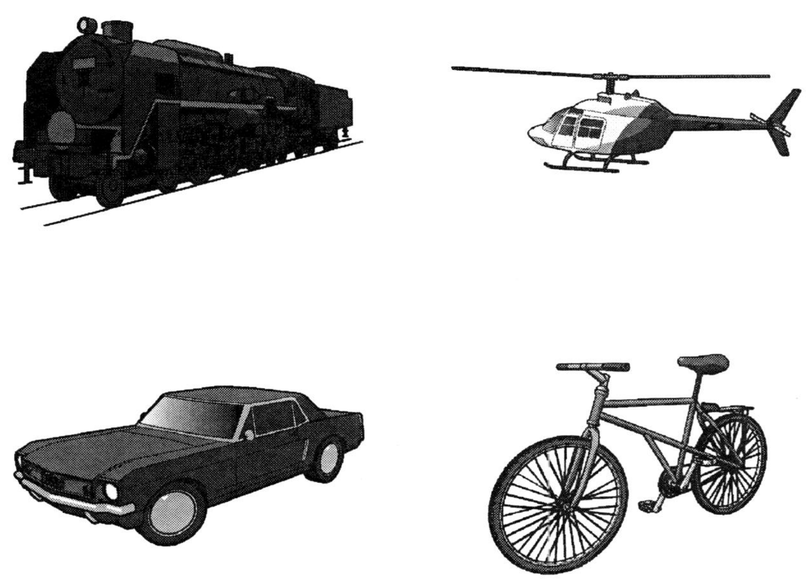

정답) 타는 것

점선을 따라 그리며 별 모양을 완성해보세요.

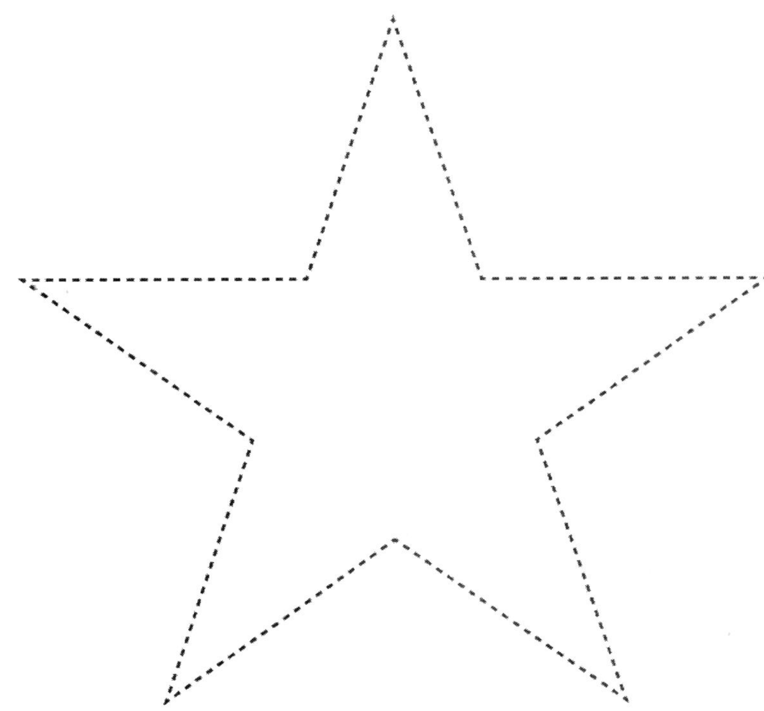

도형이 그려져 있습니다. 선을 기점으로 그대로 그려보세요.

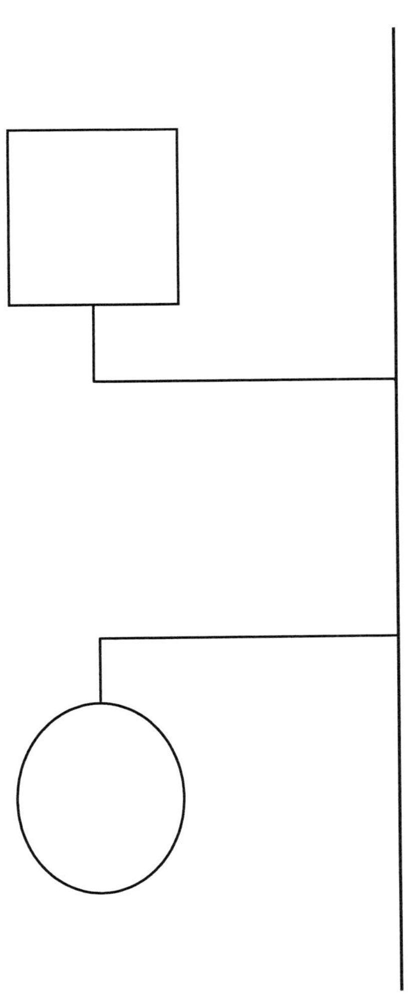

다음 달력을 보고 답하시오.

2013년 9월

월	화	수	목	금	토	일
					1	2
3	4	5	6	7	8	9
10	11	12	13	14	15	16
17	18	19	20	21	22	23
24	25	26	27	28	29	30

1. 둘째 주 월요일, 수요일, 금요일의 날짜를 모두 더하면 얼마가 될까요?

2. 2013년 9월 4일과 12, 20일은 무슨 요일일까요?

정답) 1 15 / 2. 화요일, 수요일, 목요일

보기에 있는 음절을 빈칸에 알맞게 완성하시오

보기

상	리	제	까	멍

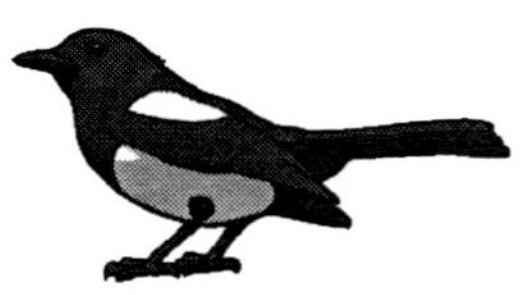

☐ 치

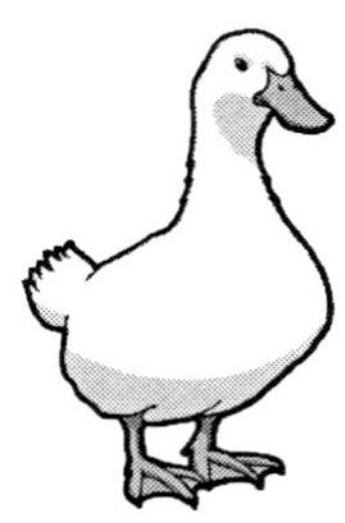

오 ☐

☐ 비

정답) 까, 리, 제

우리나라 지도입니다. 1, 가, 2, 나, 3, 다의 차례로 11까지 차례대로 연결해 보세요.

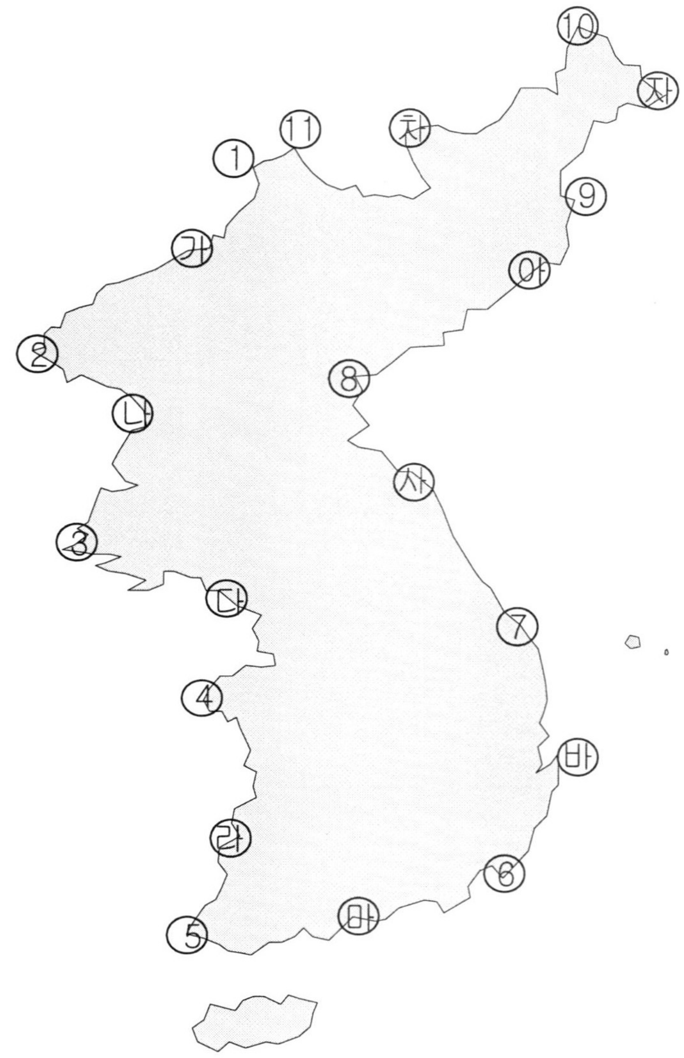

다음은 무엇의 그림자일까요? 한번 맞춰 보세요.

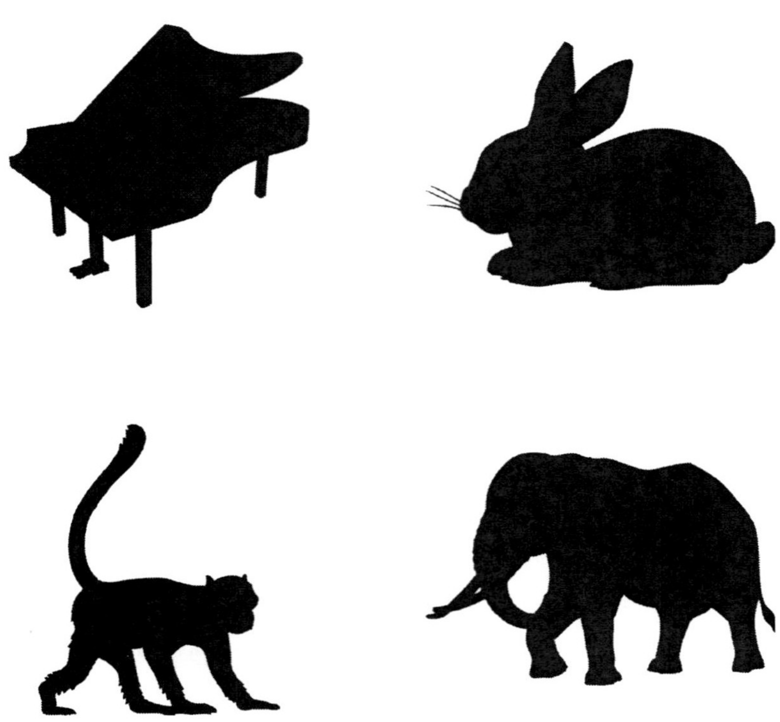

정답) 피아노, 토끼, 원숭이, 코끼리

각 도형의 가장자리에 숫자 또는 글자가 놓여져 있습니다. 각 가장자리에 어떤 숫자나 글자가 있었는지 기억해보세요.

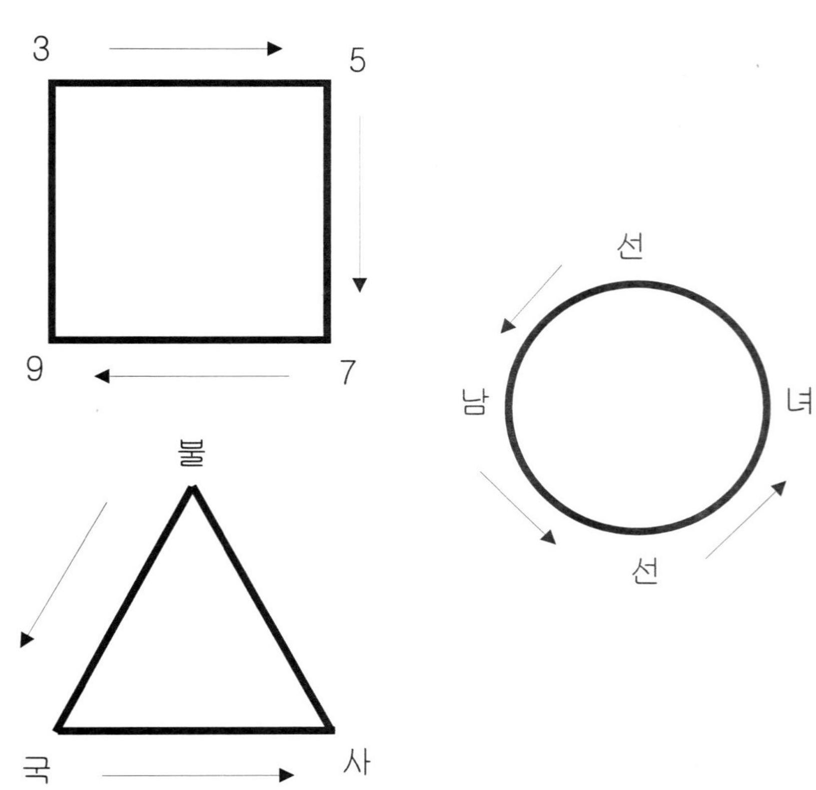

정답) 3579, 선남선녀, 불국사

인지훈련 프로그램

______년 _____월 _____일

1부터 15까지 숫자의 순서에 따라 연결하십시오.

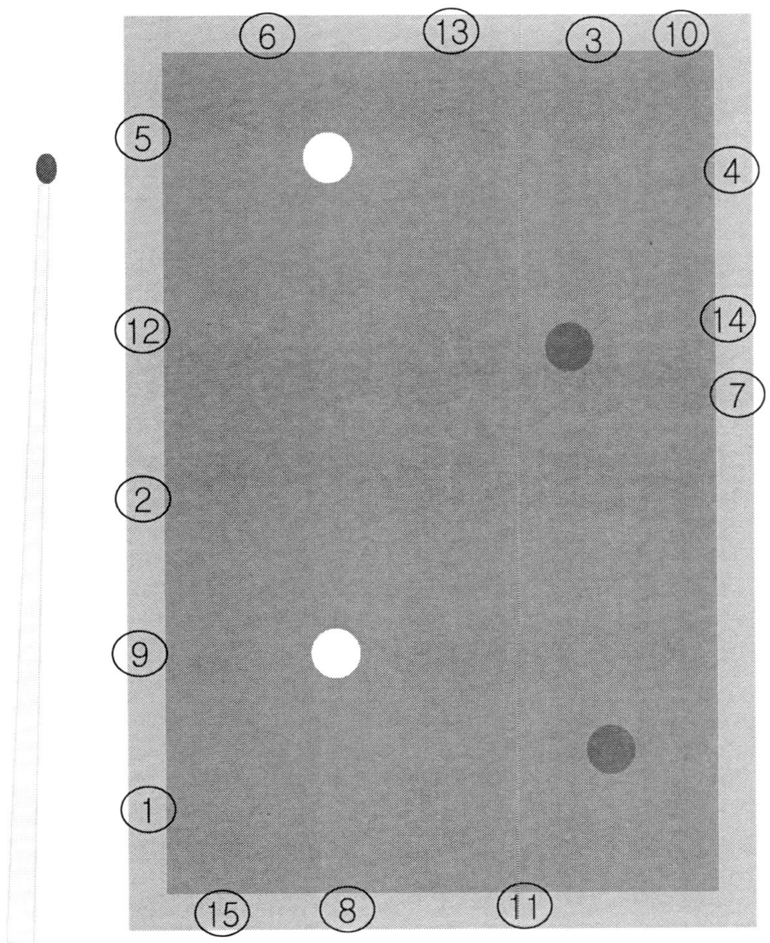

각 도형의 가장자리에 숫자 또는 글자가 놓여져 있습니다.
각 가장자리에 어떤 숫자나 글자가 있었는지 기억해보세요.

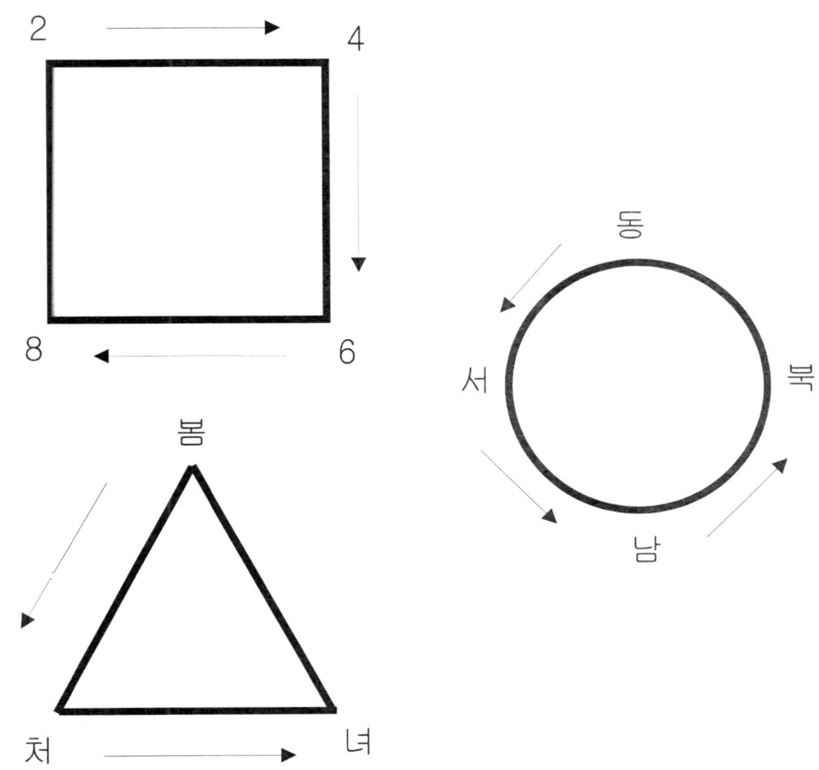

정답) 2468, 동서남북, 봄처녀

다음은 무엇의 그림자일까요? 한번 맞춰 보세요.

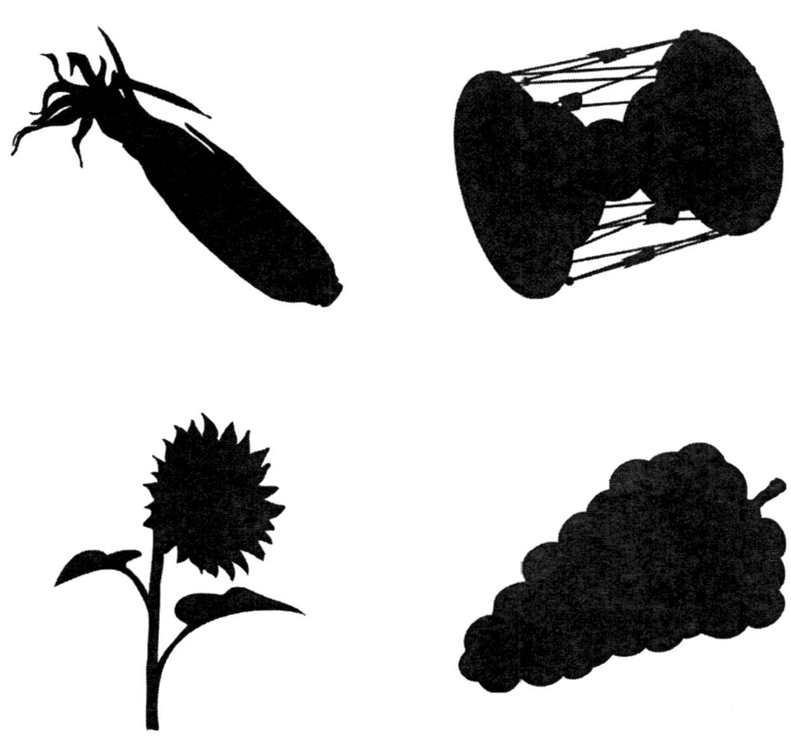

정답) 옥수수, 장구, 해바라기, 포도

다음 그림들의 공통점은 무엇일까요?

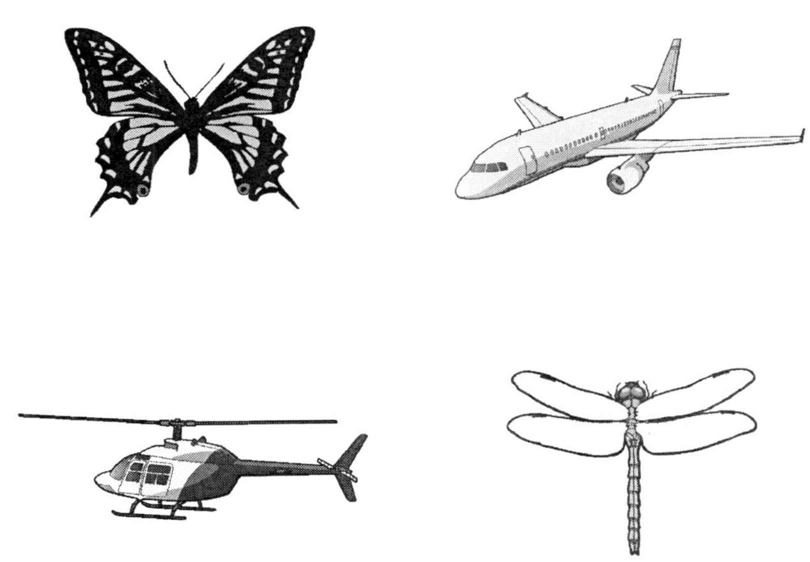

정답) 날아다닌다.

점선을 따라 그려보세요.

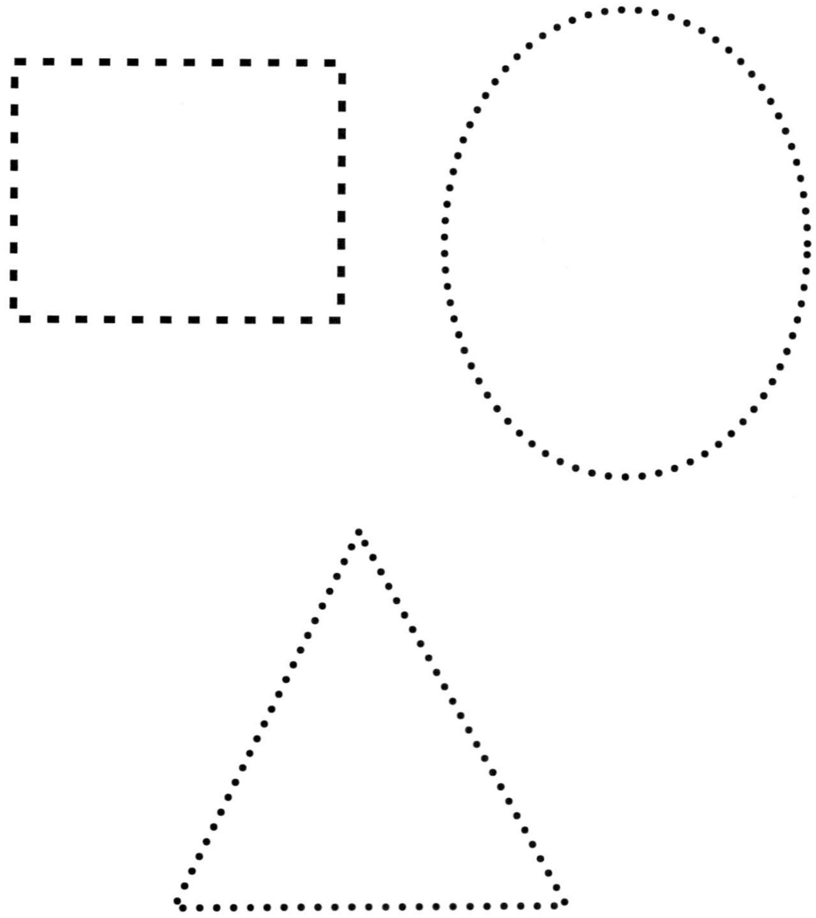

성냥개비를 가지고 아래의 그림과 똑같이 만들어 보세요.
성냥의 머리의 방향도 같아야 합니다.

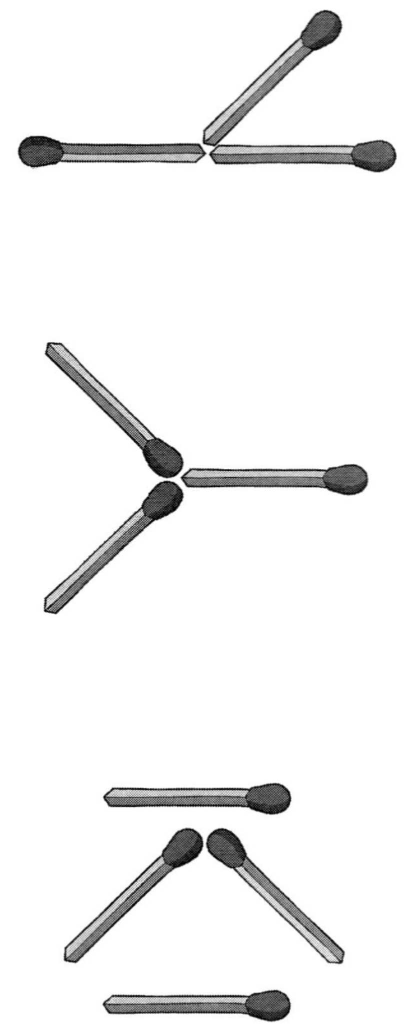

사격장에 있는 과녁입니다. 총 네 발의 총알을 쏘았는데 몇 점일까요?

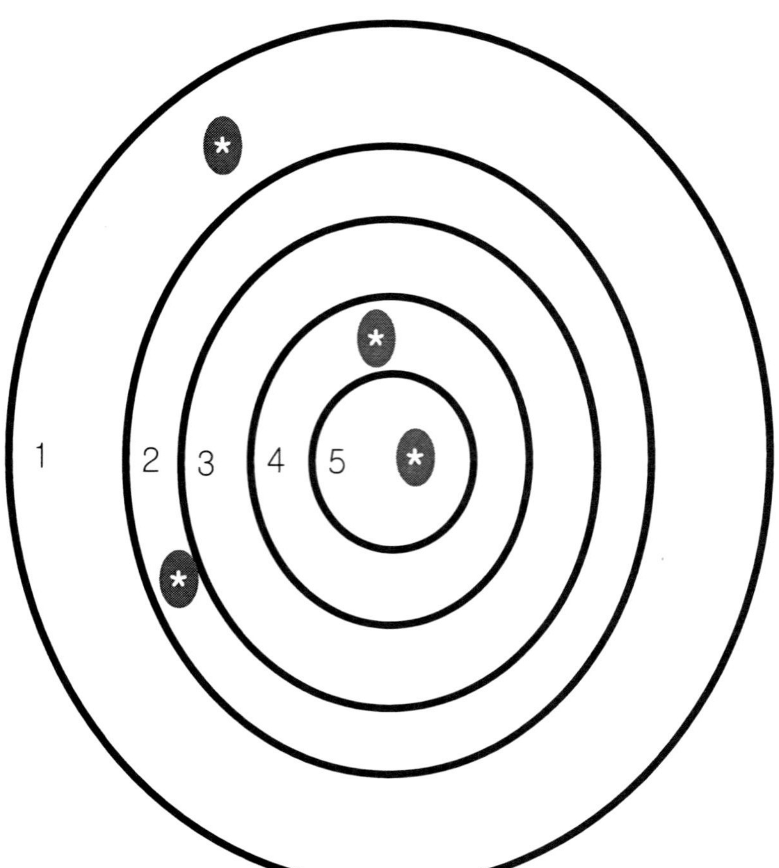

정답) 12점

보기에 있는 음절을 빈칸에 알맞게 완성하시오.

보기

경	부	새	반	마

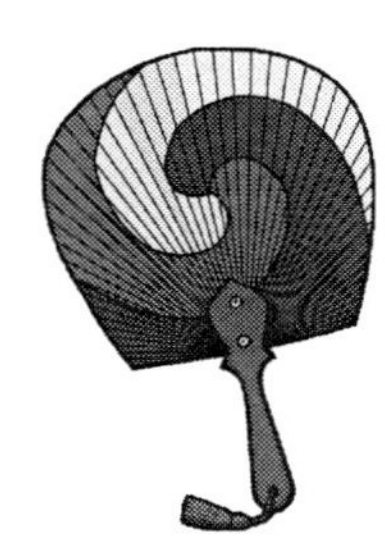

	채

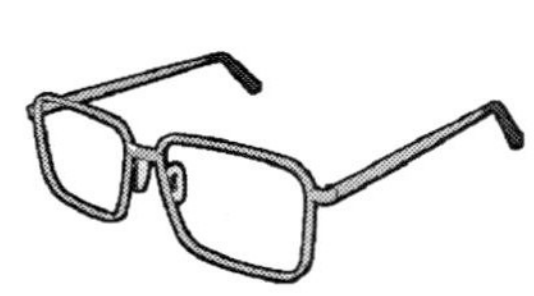

안	

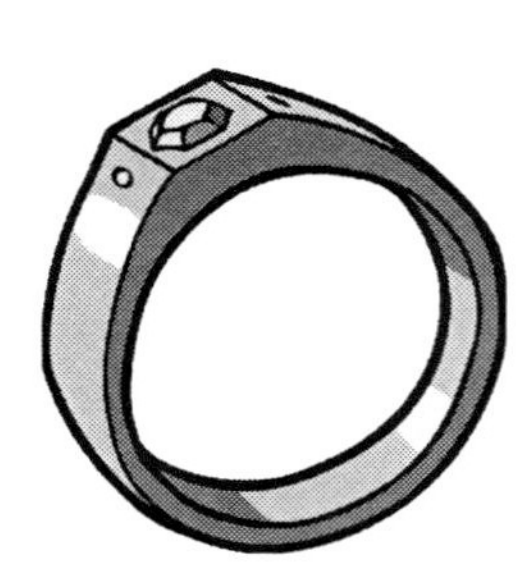

	지

정답) 부, 경, 반

인지훈련 프로그램

_______년 _____월 _____일

1. 첫 글자의 시작이 "ㅇ"으로 시작하는 단어에 ○하세요.
   (예 : ㉧보세요, ㉨어사전)

2. 첫 글자의 시작이 "ㄱ"으로 시작하는 단어에는 X 표를 하세요.(예 : 국어사전, 구멍가게)

조선백자	비행접시	이해관계	산불조심
국어사전	안전제일	그렇지만	가마타기
아이디어	구멍가게	친구사이	외할머니
자기자신	기적소리	아침식사	중도하차

정답) 1. 이해관계, 안전제일, 아이디어, 외할머니, 아침식사
2. 국어사전, 그렇지만, 가마타기, 구멍가게, 기적소리

깨끗한 야채 상회에서 파는 싱싱한 야채들이 진열되어 있습니다. 왼쪽, 오른쪽 두 그림을 잘 보고, 틀린 부분을 동그라미로 표시해 보세요.

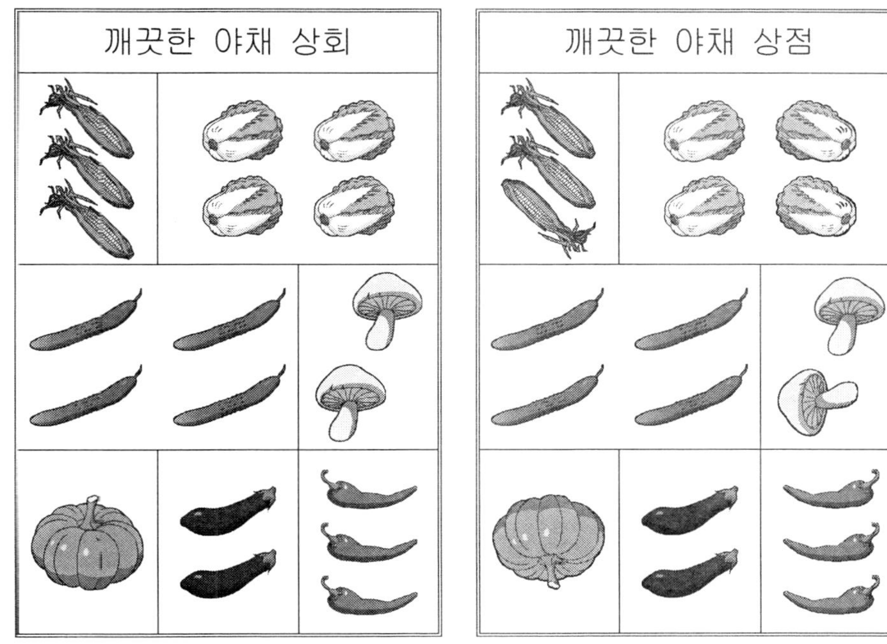

정답) 상점, 옥수수·배추·버섯·호박·고추 방향

각 도형의 가장자리에 숫자 또는 글자가 놓여져 있습니다. 각 가장자리에 어떤 숫자나 글자가 있었는지 기억해보세요.

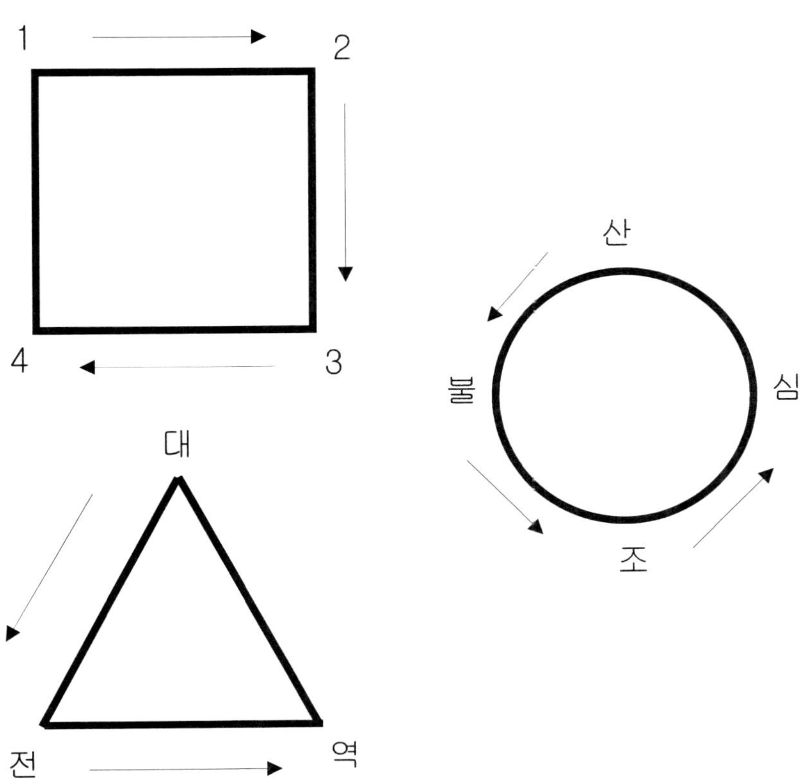

정답) 1234, 산불조심, 대전역

다음 단어들의 공통점은 무엇일까요?

북동풍	맑 음
바 람	태 풍
우 박	소나기
서 리	비
번 개	구 름

정답) 날씨

다음 그림을 아래에 똑같이 그려 넣어 보세요.

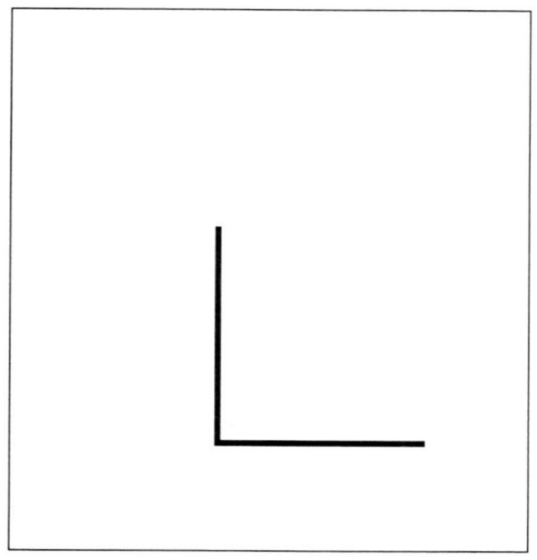

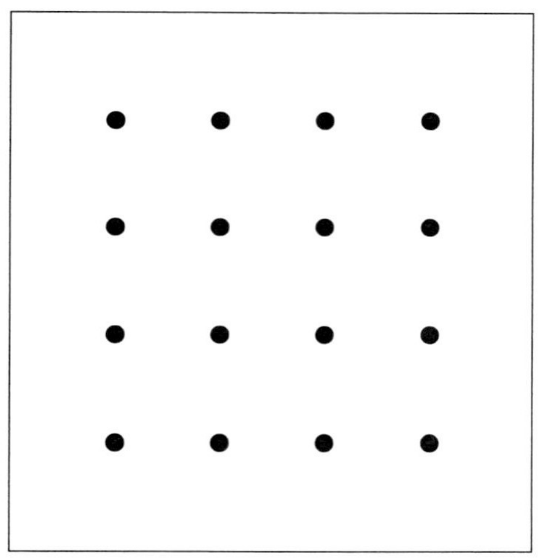

도형이 그려져 있습니다. 반대쪽에 대칭이 되도록 그려보세요.

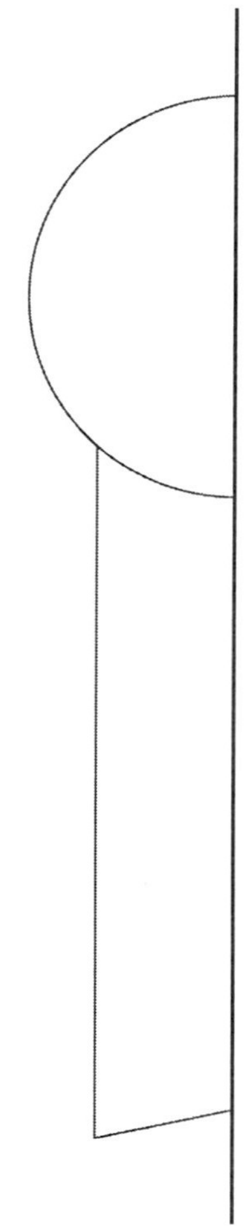

빈칸에 공통적으로 들어가야 할 말은 무엇일까요?

1. 약속(　　　)은 꼭 지켜야 해요.
   시계를 보면 (　　　)을 알 수 있어요.

2. (　　　)에는 해가 떠 있어요.
   비행기와 새는 (　　　)을 날 수 있어요.

3. 봄(　)는 새싹을 자라나게 해요.
   (　)가 내리면 우산을 써야 해요.

다음 숫자들 중 가장 왼쪽에 있는 숫자를 가능한 한 빨리 읽어보세요.

4	6	7	1
7	8	6	3
9	5	4	6
1	5	3	4
9	5	6	1
4	3	2	4
4	1	6	2
6	2	1	4
4	3	7	5
5	6	9	1
2	4	3	9

정답) 1. 시간 / 2. 하늘 / 3. 비

인지훈련 프로그램

_______년 _____월 _____일

왼쪽, 오른쪽 그림을 잘 보고 서로 다른 부분이 있는 곳에 동그라미 표시를 해보세요.

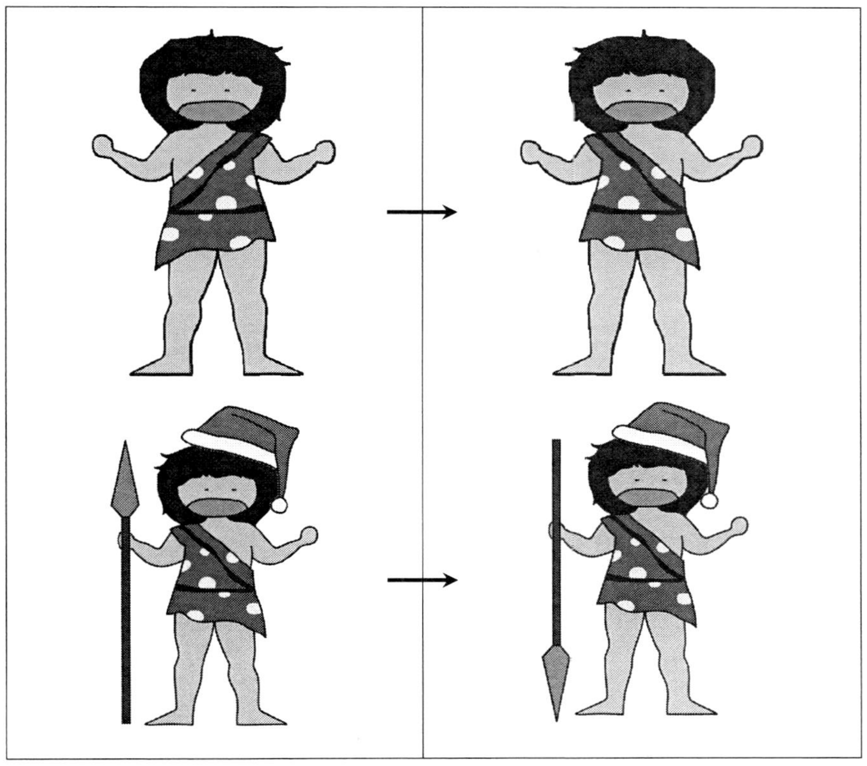

정답) 윗옷 부분 / 아래 창의 위치

각 도형의 가장자리에 숫자 또는 글자가 놓여져 있습니다. 각 가장자리에 어떤 숫자나 글자가 있었는지 기억해보세요.

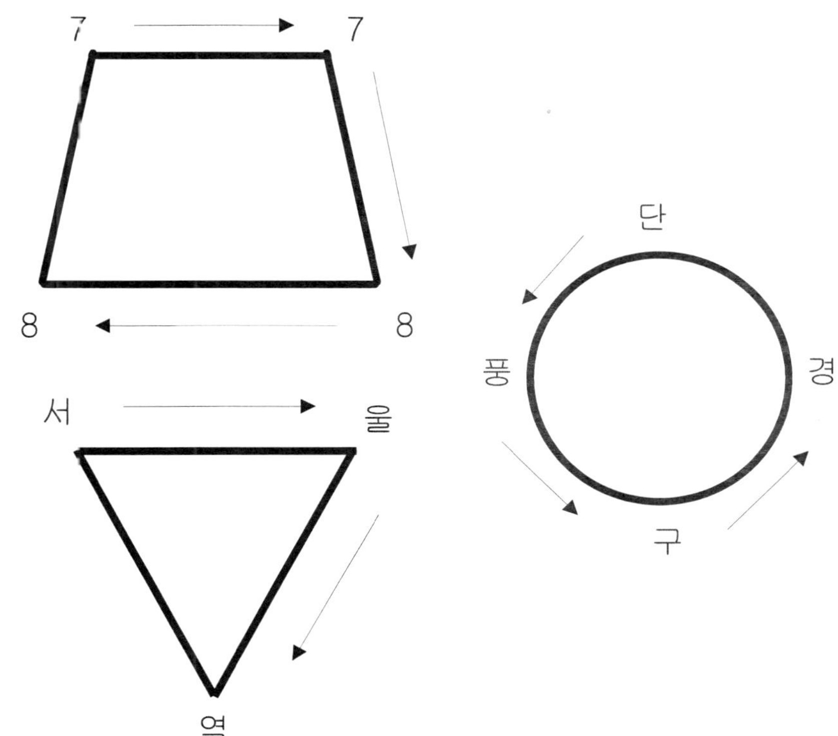

정답) 7788, 단풍구경, 서울역

다음 단어들의 공통점은 무엇일까요?

고등어	우 럭
칼 치	조 기
민 어	도 미
대 구	명 태
장 어	도다리

정답) 생선

다음 그림을 아래에 똑같이 그려 넣어 보세요.

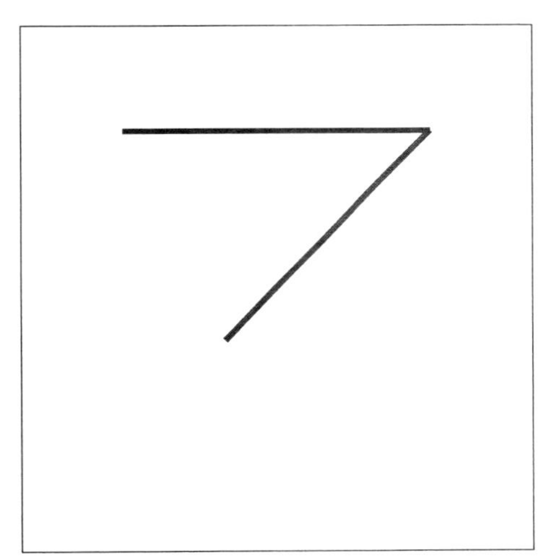

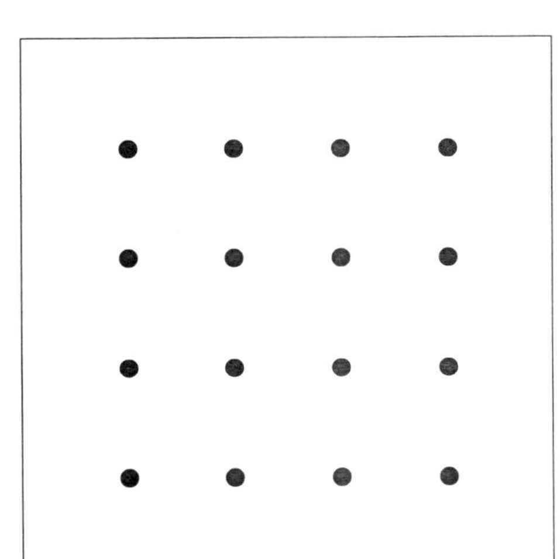

사격장에 있는 과녁입니다. 총 네 발의 총알을 쏘았는데 몇 점일까요?

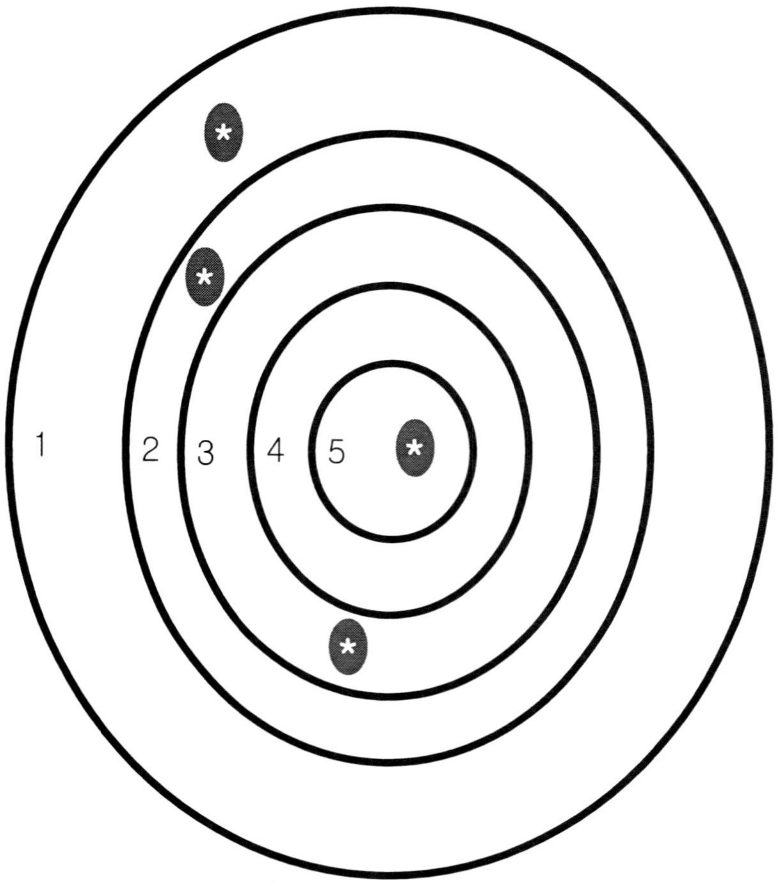

정답) 11점

속담 빈칸에 공통적으로 들어가야 할 말은 무엇일까요?

1. (　　)등에 불이 떨어졌다.
   (　　) 벗고 나선다.
   (　　) 없는 말이 천 리 간다.
   (　　)을 떨면 복이 나간다.
   (　　)을 뻗고 자겠다.

2. (　　)게 병이다.
   (　　) 길도 물어 가라.

정답) 1. 발 / 2. 아는

다음 숫자들 중 가장 오른쪽에 있는 숫자를 가능한 한 빨리 읽어보세요.

4	6	7	1
7	8	6	3
9	5	4	6
1	5	3	4
9	5	6	1
4	3	2	4
4	1	6	2
6	2	1	4
4	3	7	5
5	6	9	1
2	4	3	9

1. 첫 글자의 시작이 “ㅇ”으로 시작하는 단어에 ○하세요.
   (예 : 여보세요, 영어사전)

2. 첫 글자의 시작이 “ㅈ”으로 시작하는 단어에는 X 표를 하세요.(예 : 전기명기, 자기자신)

조선백자	비행접시	이해관계	산불조심
영어사전	안전제일	모나리자	가마타기
중도하차	구멍가게	이웃사촌	외할머니
재래시장	기적소리	점심식사	다다익선

정답) 1. 이해관계, 영어사전, 안전제일, 이웃사촌, 외할머니
　　　2. 조선백자, 중도하차, 재래시장, 점심식사

인지훈련 프로그램

_______년 _____월 _____일

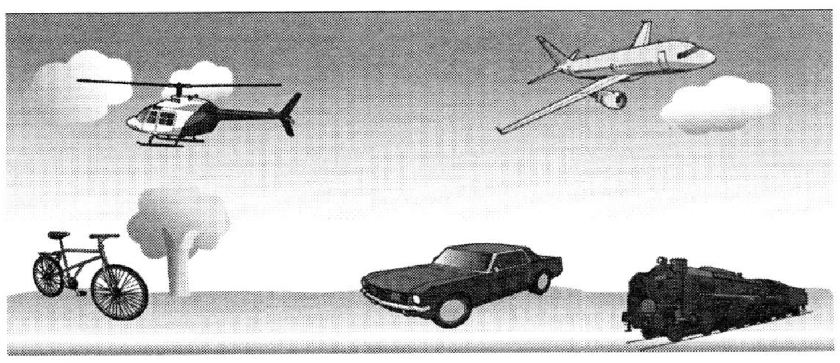

하늘 길과 땅에서 많은 운송기계들이 사람이나 화물을 실어 나르고 있습니다. 그림 밖의 기계와 그림안의 기계를 연필로 연결해 보십시오.

1. 땅에서 움직이는 기계를 적어보세요.
2. 하늘에서 움직이는 기계를 적어보세요.
3. 바퀴가 두개 달린 것은?
4. 바퀴가 제일 많은 것은?
5. 제일 빠른 것은?
6. 움직이는 모든 운송기계를 적어보세요.

정답) 1. 자전거, 자동차, 기차　2. 비행기, 헬리콥터　3. 자전거
4. 기차　5. 비행기　6. 자전거, 자동차, 기차, 비행기, 헬리콥터

다음 두 그림을 잘 비교해보고 빠진 부분을 찾아보세요.

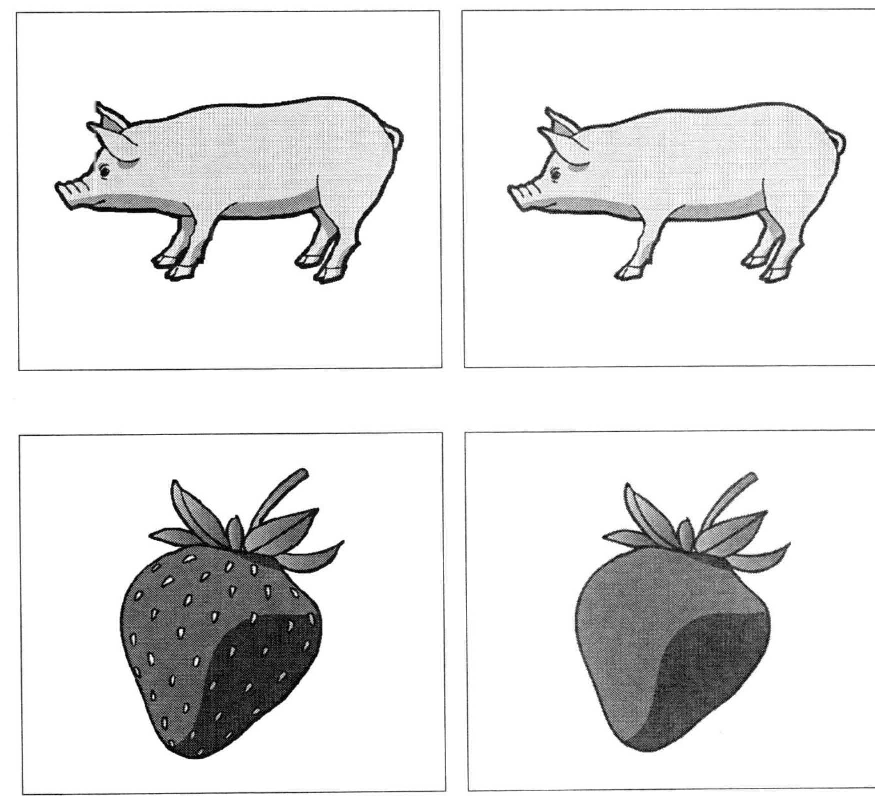

정답) 돼지 : 다리, 딸기 : 씨

자랑스런 우리 아들 홍길동이 우등상을 받아왔습니다. 두 상장을 잘 비교하여 서로 다른 부분을 찾아 오른쪽 상장에 동그라미 쳐 보세요.(답, 총 5 부분이 다릅니다.)

제1998호	제1998호
우 등 상	**우 동 상**
성명 : 홍길동　6학년 9반	성명 : 홍길동　6학년 9반
위 학생은 1학기 기말고사에서 우수한 성적을 거두었기에 이 상장을 수여합니다.	이학생은 2학기 기말고사에서 우수한 성적을 거두었기에 이 상짱을 수여합니다.
2005년 3월 11일	2005년 3월 11일
대한초등학교장 김교장	대한고등학교장 김교장

정답) 우동상, 이학생, 2학기, 상장, 고등

1. 첫 글자의 시작이 "ㄱ"으로 시작하는 단어에 ○ 하세요.
   (예 : ㉮나다라, ㉮마타기)

2. 첫 글자의 모음이 "ㅏ"으로 시작하는 단어에는 X 표를 하세요.(예 : ☒다익선, 자기자신)

배추김치	사고뭉치	고려청자	백과사전
영어사전	서성대다	파도소리	광안대교
장기자랑	구멍가게	가로수길	외할머니
재래시장	기적소리	점심식사	안전제일

정답) 1. 고려청자, 광안대교, 구멍가게, 가로수길, 기적소리
2. 사고뭉치, 파도소리, 장기자랑, 가로수길, 안전제일

빈칸에 공통적으로 들어가야 할 말은 무엇일까요?

1. 거실에서 (　　) 벨이 울려요.
   친구에게 소식을 알리려 (　　)를 합니다.
   갑자기 아프면 119로 (　　)를 겁니다.

2. (　　)은 산에 올라가면 먼 곳까지 볼 수 있습니다.
   (　　)은 곳에서 낮은 곳을 쳐다봅니다.
   비행기는 새보다 (　　)이 날 수 있어요.

3. 너무 기뻐도 (　　)은 눈을 적십니다.
   슬프면 (　　)이 흐릅니다.
   (　　)젖은 두만강이라는 노래 제목도 있습니다.

정답) 1. 전화 / 2. 높 / 3. 눈물

다음 숫자들을 세로방향으로 가능한 한 빨리 읽어보세요.

4	6	7	1
7	8	6	3
9	5	4	6
1	5	3	4
9	5	6	1
4	3	2	4
4	1	6	2
6	2	1	4
4	3	7	5
5	6	9	1
2	4	3	9

다음 그림을 아래에 똑같이 그려 넣어 보세요.

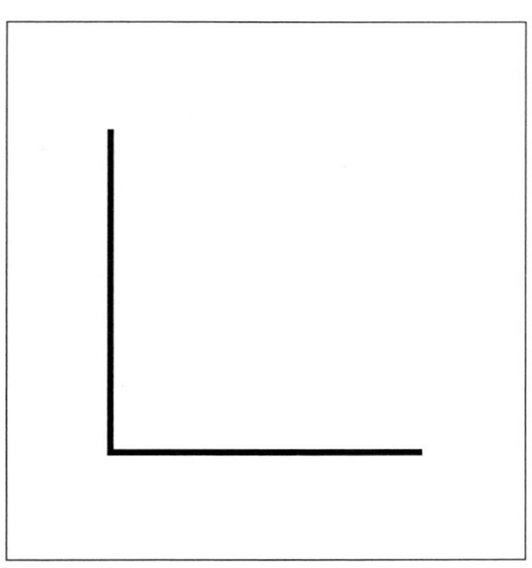

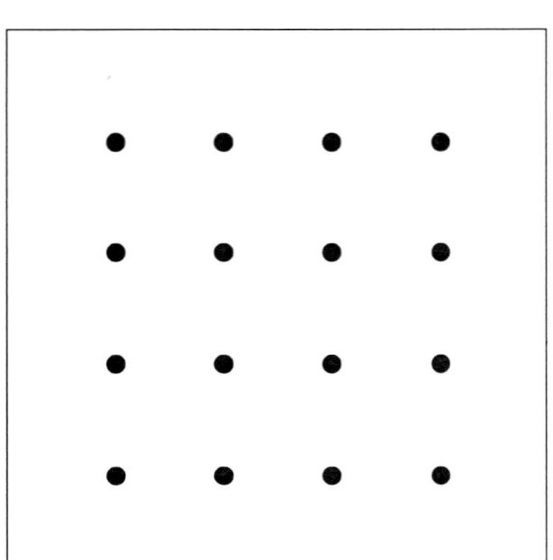

성냥개비를 가지고 아래의 그림과 똑같이 만들어 보세요.
성냥의 머리의 방향도 같아야 합니다.

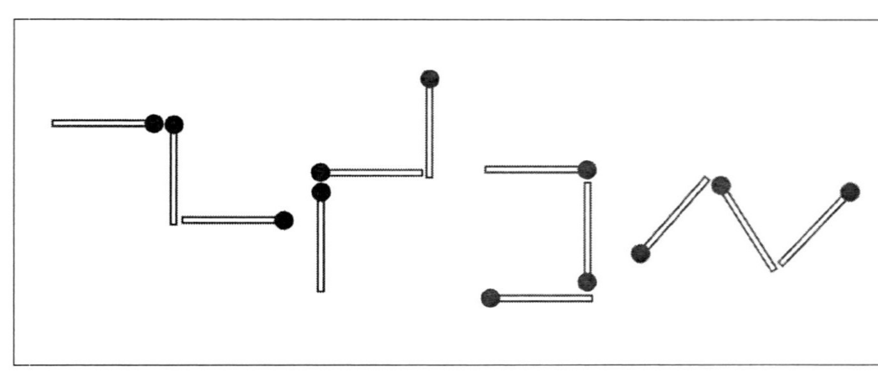

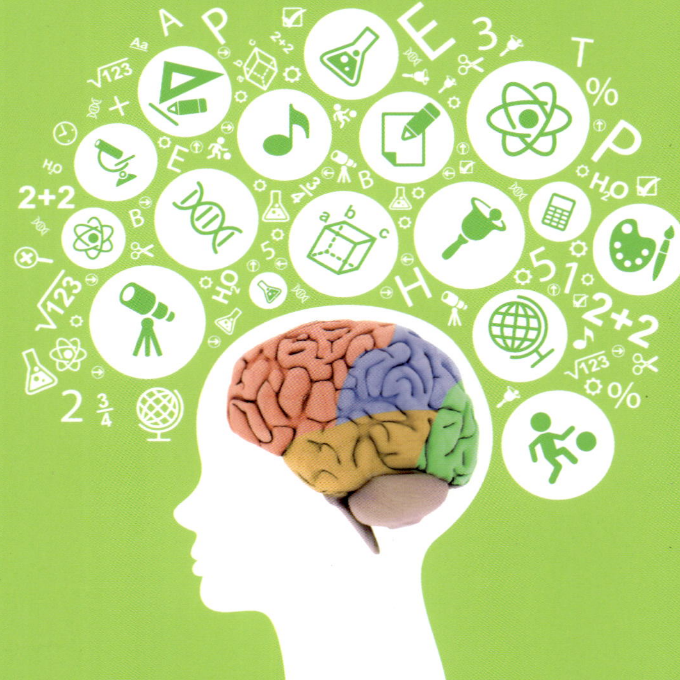

WILLIS COGNITIVE SCIENCE CENTER

윌리스 인지과학연구소

Brain Health

부산광역시 남구 수영로 172번길 13(대연동) **전 화**: 051-636-7570

홈페이지: www.brainhealth.co.kr **이메일**: willis_brain@naver.com

인지훈련 프로그램

series no. 1. ART-BRAIN(정물)
series no. 2. ART-BRAIN(명화)
series no. 3. 일기장
series no. 4. 인지카드
series no. 5. 인지학습지
series no. 6. BRAIN HEALTH(전산화인지훈련)

값 10,000원

94800

9 788988 583388

ISBN 978-89-88583-38-8
ISBN 978-89-88583-36-4 (세트)